REMOVABLE PARTIAL DENTURE

10年以上天然歯を守った パーシャルデンチャーは ここが違う

その具備条件と天然歯保護の治療戦略

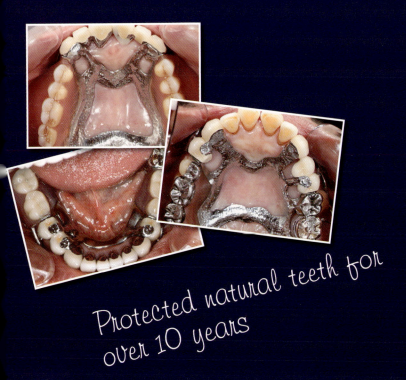

Protected natural teeth for over 10 years

■監著
寺西 邦彦
飯沼 学

■著
甲斐 久順
甲斐 康晴
倉嶋 敏明
新藤 有道
髙井 基普
中丸 潤
藤田 大樹
船登 彰芳
吉田 拓志
吉松 繁人
米澤 大地

INTER ACTION

序

　わが国にオッセオインテグレーテッドインプラントが臨床導入されてから、約30年以上が経過した。今やその臨床における有用性については疑う余地はなく、最近の多くの歯科雑誌では「欠損補綴といえばインプラント」といった風潮があり、パーシャルデンチャーは過去の産物といった傾向が見られる。筆者の診療においてもオッセオインテグレーテッドインプラントを臨床応用して以来30年を迎えるが、その効果については非常に満足しており、その高い定着率から考えれば欠損補綴の代表的なオプションとしての座を確立したようにも思える。30年間——はたして、それは長いのか短いのか？

　筆者は歯科臨床に携わるようになって今年で39年目となる。その間のもっとも長い長期観察症例は術後30年を経たキャストパーシャルデンチャー症例であり、その予後は良好である。つまり筆者の臨床においては、インプラントの長期経過例よりもキャストパーシャルデンチャーの経過例のほうが長いといえる。日進月歩の昨今の歯科界において、長期経過だけがすべてではない。しかしながら、補綴物といった人工臓器が生体にいかに調和するかを判断する上で、長期経過例からの情報はきわめて有用なものといえるだろう。

　本書は、10年以上経過したパーシャルデンチャー症例を多く掲載している。どれも術者たちの深い考えから導き出された良好な治療結果ばかりであり、長期経過症例からの貴重な情報を読者が汲み取ることができるように構成した。天然歯を守る欠損補綴のオプションとして、読者諸氏のパーシャルデンチャー臨床がより一層充実するきっかけになれば本望である。

2018年11月
寺西 邦彦

CONTENTS

Part 1 10年以上 天然歯を守るパーシャルデンチャーの 普遍的原則と臨床の知恵

寺西 邦彦

Chapter 1 ──────────────────── 12
これからリムーバブルパシャルデンチャー臨床に取り組む君たちへ

- 1・欠損補綴の目的 ……………………………………………………………… 12
- 2・リムーバブルパーシャルデンチャーが回避される傾向にある理由 ……… 12
  - 1 患者の心理面 …………………………………… 14
  - 2 装着感 …………………………………………… 15
  - 3 咬合支持 ………………………………………… 16

Chapter 2 ──────────────────── 18
残存歯を少なくとも10年もたせるリムーバブルパーシャルデンチャーの具備条件

- 1・予後のよい症例は何が違う？ ……………………………………………… 18
- 2・良好な長期経過をたどる症例の共通点 …………………………………… 22
  - 1 力のコントロール（前後的・左右的な力のバランスをとる） …… 22
  - 2 咀嚼時・空口時を問わず、動きの少ない安定した義歯 ………… 22
  - 3 適切な前処置としての残存歯の処置 …………………………… 23
  - 4 人工歯の摩耗への対処 …………………………………………… 23

Chapter 3 — 26
リムーバブルパーシャルデンチャーにおける3要素と優先順位

- 1・支持・把持・維持の優先順位……………………………………………… 26
  - **1** 支持（サポート）…………………………………………………… 27
  - **2** 把持（ブレーシング）……………………………………………… 30
  - **3** 維持（リテンション）……………………………………………… 32
- 2・3要素を臨床で具現化するためには……………………………………… 33

Chapter 4 — 34
欠損様式別オプション選択のガイドライン

- 1・片側性欠損の治療オプション……………………………………………… 36
- 2・両側性欠損の治療オプション……………………………………………… 38
- 3・前方遊離端欠損の治療オプション………………………………………… 46
- 4・犬歯を含む片側遊離端欠損の治療オプション…………………………… 47
- 5・少数歯現存の治療オプション……………………………………………… 48

＊　＊　＊

column 欠損補綴オプション別の利点と欠点………………………………… 35

CONTENTS

Part 1 10年以上天然歯を守るパーシャルデンチャーの普遍的原則と臨床の知恵

寺西 邦彦

Chapter 5 ──────────────────────────── 50
リムーバブルパーシャルデンチャーの治療の流れ

1・基本設計 ··· 52
    1 レストおよび間接維持装置の設定 ································ 53
    2 フィニッシングラインの描記 ······································ 54
    3 プロキシマルプレートとマイナーコネクターの描記 ············ 54
    4 デンチャーベースコネクターとメジャーコネクターの描記 ···· 55
    5 リテイナー（直接維持装置）の描記 ······························ 55

2・マウスプレパレーション ··· 56

3・キャストフレームの製作 ··· 58

4・咬合採得〜最終義歯装着 ··· 60

Part 2 臨床例から学ぶ 10年以上天然歯を守るパーシャルデンチャーの治療戦略

CASE 01　中丸 潤
【上顎両側遊離端欠損症例】............64
上下顎咬合崩壊患者に対して、上顎パーシャルデンチャー、
下顎クラウンブリッジにより咬合再構成を行った症例

CASE 02　倉嶋 敏明
【上下顎両側遊離端欠損症例】............68
2級傾向の強い重度歯周病患者の咬合崩壊症例に対して、RPDフレームに配慮し、
上下顎パーシャルデンチャーにより咬合再建を行った症例

CASE 03　倉嶋 敏明
【上顎前歯中間歯欠損を含む両側遊離端欠損症例】............74
少数歯残存咬合崩壊症例に対して、上顎パーシャルデンチャー、
下顎オーバーデンチャーにより咬合再建、咀嚼機能回復を行った症例

CASE 04　吉田 拓志
【上顎両側遊離端欠損症例】............78
病的歯牙移動を伴った咬合崩壊患者に対して、
歯周補綴とパーシャルデンチャーにて対処した症例

CASE 05　甲斐 久順
【上顎片側遊離端欠損症例】............82
上下顎部分歯欠損患者に対して、上顎パーシャルデンチャー、
下顎インプラントにより欠損修復補綴を行った症例

Part 2 臨床例から学ぶ 10年以上天然歯を守るパーシャルデンチャーの治療戦略

CASE 06 新藤 有道
【上顎両側遊離端欠損症例】················86
ブラキシズムを伴う患者に対して、上顎パーシャルデンチャー、下顎インプラント補綴にて咬合再構成を行った症例

CASE 07 甲斐 康晴
【下顎中間歯および両側遊離端欠損症例】················90
少数歯残存症例に対して、マグネットデンチャーとクラスプデンチャーで対応した症例

CASE 08 米澤 大地
【上顎両側中間歯欠損症例】················96
臼歯部咬合支持欠損による2|歯冠補綴装置破損に起因する審美障害に対して、パーシャルデンチャーおよびインプラントを用いて審美性の改善を行った症例

CASE 09 船登 彰芳
【上顎両側中間歯欠損症例】················100
上顎の片側に固定式インプラント上部構造を装着し、反対側の天然歯補綴物とパーシャルデンチャーで強固な二次固定を図った症例

CASE 10 船登 彰芳
【上顎両側遊離端欠損症例】················104
重度歯周疾患症例に対して、上顎に歯周外科・インプラント治療を行い遊離端欠損を回避したパーシャルデンチャーを装着した症例

CASE 11 藤田 大樹
【上顎片側中間歯および片側遊離端欠損症例】............ 108
上顎右側大臼歯2本、左側小臼歯2本の欠損に対して、
リムーバブルパーシャルデンチャーを用いた症例

CASE 12 飯沼 学
【下顎両側遊離端欠損症例】............ 112
上下顎咬合崩壊患者に対して、上顎フルデンチャー、
下顎パーシャルデンチャーにより咬合再構成を行った症例

CASE 13 髙井 基普
【下顎中間歯（前方遊離端）欠損症例】............ 116
エナメル上皮腫による下顎前歯部欠損症例

CASE 14 髙井 基普
【上顎中間歯（前方遊離端）欠損症例＆下顎両側遊離端欠損症例】............ 120
鉤歯への負荷を軽減するためのマウスプレパレーションに熟慮した症例

CASE 15 吉松 繁人
【下顎両側遊離端欠損症例】............ 124
下顎両側遊離端欠損の低位咬合の患者に対して、4本のインプラントを用い
ISRPD を行った症例

参考文献一覧............ 131

著者一覧

【監著】

寺西 邦彦　（東京都港区・寺西歯科医院）
飯沼 学　　（東京都豊島区・北大塚歯科）

【著】

甲斐 久順　（宮崎県延岡市・アイル歯科医院）
甲斐 康晴　（福岡県北九州市・かい歯科医院）
倉嶋 敏明　（新潟県新潟市・倉嶋歯科クリニック）
新藤 有道　（東京都千代田区・岩本町デンタルクリニック）
髙井 基普　（東京都渋谷区・プレミアム デンタル ケア）
中丸 潤　　（東京都港区・寺西歯科医院）
藤田 大樹　（東京都中央区・エド日本橋歯科）
船登 彰芳　（石川県金沢市・なぎさ歯科クリニック）
吉田 拓志　（東京都大田区・よしだ歯科クリニック）
吉松 繁人　（福岡県久留米市・吉松歯科医院）
米澤 大地　（兵庫県西宮市・米澤歯科醫院）

（50音順）

Part 1

10年以上天然歯を守るパーシャルデンチャーの普遍的原則と臨床の知恵

寺西 邦彦

Chapter 1 これから リムーバブルパーシャルデンチャー 臨床に取り組む君たちへ

1 欠損補綴の目的

　欠損補綴の目的とは何でしょうか？　咀嚼機能回復、発音機能回復といった機能回復、そして顔貌をも含めての審美性の回復といったことが、まずあげられるでしょう。しかしながら、無歯顎症例は別として、一歯欠損症例から多数歯欠損症例に至る部分欠損症例においては、長期における現存歯列の保全といった重要な目的があるのを忘れてはいけません。
　たとえば、片側中間歯一歯欠損（6番欠損）といった症例（図1-1）においては、たしかにそのままでは咀嚼効率は落ちるかもしれませんが、慣れてしまえば咀嚼には不自由を感じないでしょうし、発音機能障害や審美障害も発現はしないでしょう。ただし、そのまま放置しておけば歯列異常そして咬合異常が起き、最終的には歯列の崩壊といった問題を生じかねません。こういった少数歯欠損症例における補綴処置は、機能回復が第一の目的ではなく、現存歯列の保全のために行うといっても過言ではありません。
　欠損補綴治療は、一時しのぎの機能回復だけを考えて行うのでなく、長期にわたる現存歯の保全を目的として行わなければなりません。

2 リムーバブルパーシャルデンチャーが回避される傾向にある理由

　現在、欠損補綴のオプションとしては
・インプラント補綴
・フィクスドブリッジ
・自家歯牙移植
・リムーバブルパーシャルデンチャー（RPD）
などがあげられます。
　このうち、遊離端欠損症例や3歯以上の中間歯欠損症例においてはフィクスドブリッジの適用は難しくなり、一般的にはインプラント補綴かRPDが選択されることになると思います。しかし、昨今ではRPDは過去のものと回避される傾向にあるようで、インプラント補綴が第一選択となってきているようです。なぜ、RPDは回避されるのでしょうか？
　RPDには、いくつかの問題があります。

[1] 患者の心理面
[2] 装着感
[3] 咬合支持

　これらについて、1つずつ検討してみましょう。

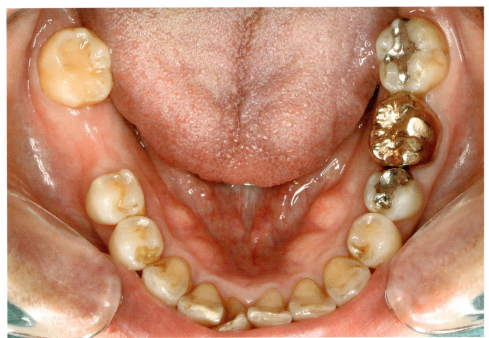

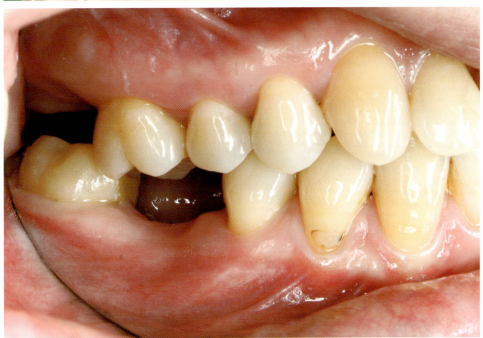

図1-1 ■ 少数歯欠損症例では、慣れてしまえば咀嚼に不自由を感じることはなく、発音機能障害や審美障害も発現はしないだろう。しかし、そのまま放置しておけば歯列異常そして咬合異常が起き、最終的には歯列の崩壊といった問題を生じかねない。この症例は、対合歯である 6| には挺出が、遠心隣在歯である |7 には近心傾斜が認められ、咬頭干渉が生じてきている。

1 患者の心理面

①体験的見解によるもの
患者自身が過去に問題のあるRPDを装着した経験があり、その結果拒絶する場合です。これに対しては過去に受け入れられなかったRPDの原因などを総合的な診査・診断により究明し、的確な治療計画のもとにRPDを製作していけば解決することができると思います。ただし、その内容に関して患者側に正確かつわかりやすく説明し、同意を得る必要があるでしょう。(図1-2)。

②一般的見解によるもの
患者自身にはRPD装着経験はありませんが、周囲にRPD装着による不具合などがあり、それを見聞きしている場合です。これらに関しては、良好なRPD装着を行えば解決できる問題でしょう。

③イメージ（高齢者）によるもの
昔より、歳を重ねることによる老齢化の指標として「頭・目・歯」といわれるように、髪の毛が薄くなる、老眼になる、そして入れ歯になるといった高齢者のイメージがあります。この点は、かなり快適な義歯を装着したとしてもそのイメージは払拭できない問題といえるでしょう。

④必要性によるもの
RPDはフィクスドブリッジと異なり可撤性の補綴

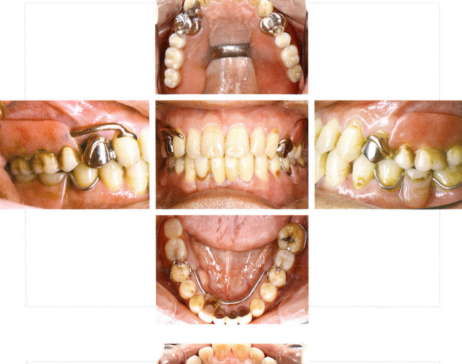

図1-2a■不適合なRPDが装着された上下顎。RPDは不安定で、咀嚼に関しては前歯部にて行っているとのこと。

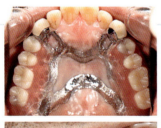
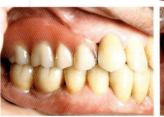
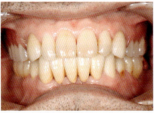
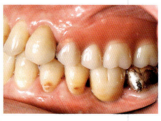
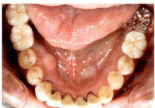

図1-2b■上顎に適合良好なRPD、そして下顎にはインプラント補綴が装着された口腔内。奥歯でしっかり咀嚼できるようになったとのこと。

物であり、患者が自由に脱着できる補綴物です。つまり、患者の意思で装着するかしないかが決定されます。ですから、前述したように少数歯欠損症例において装着しなくても咀嚼機能障害を患者自身が感じない場合には非装着に至ってしまう場合があるわけで、「現存歯の保全」といった重要な目的を患者に理解してもらう必要があります。

2 装着感

補綴物は人工物であり、生体にとってはそもそも異物といえます。それが口腔内に装着されるわけですから、異物感が生じても不思議ではありません。しかし、固定性のクラウンなどは初期において異物感を感じるような不良なものであっても、しばらくすると違和感を生じなくなる場合が多いものです。一方、可撤式のRPDの場合には違和感を訴える方が多いようです。口腔内粘膜は皮膚などと異なり非常に鋭敏です。装着したRPDが口腔内において安定せず、常に動くようであれば、固定性補綴物と比べ異物感を生じてしまうわけです。

異物感を生じることのない装着感の良好なRPDを考えた場合、空口時・咀嚼時を問わず、動きの少ない義歯を目指して調製することが重要でしょう(図1-3)。

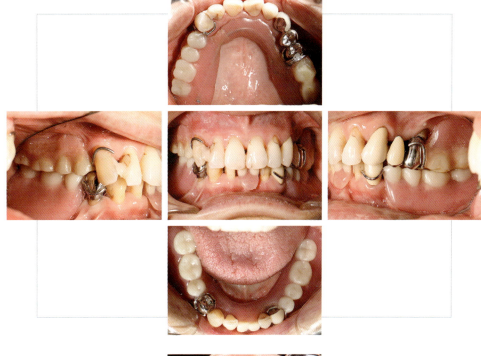

図1-3a■上下顎に不適合なRPDが装着され、始終不安定なため異物感が大きく、食事時のみ義歯を装着しているとのこと。

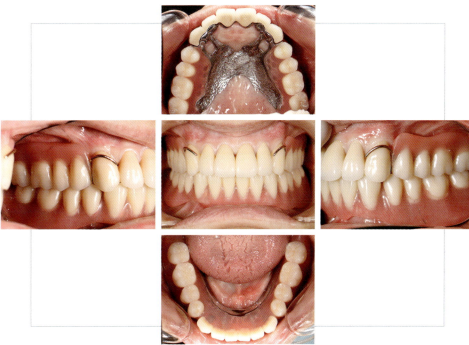

図1-3b■上顎に適合良好なRPD、下顎にインプラントおよび現存歯によるオーバーデンチャーが装着された。咀嚼時、空口時を問わず上下顎義歯は安定しているため、異物感は一切感じないとのこと。

3 咬合支持

　咬合支持は、RPDにおける最大の問題といえます。インプラントは顎骨が、そしてフィクスドブリッジは支台歯の歯根膜が咬合支持を司りますが、RPDにおいては鉤歯（レストが設置された現存歯）の歯根膜と床下粘膜といった異なる咬合支持機構において咬合支持されることになります。そのため、前歯部のみ現存といった遊離端多数歯欠損症例の場合は床下粘膜の被圧縮度により十分な臼歯部咬合支持機構が達成されず、義歯床の沈下といった問題が生じてしまいます（図1-4、1-5）。

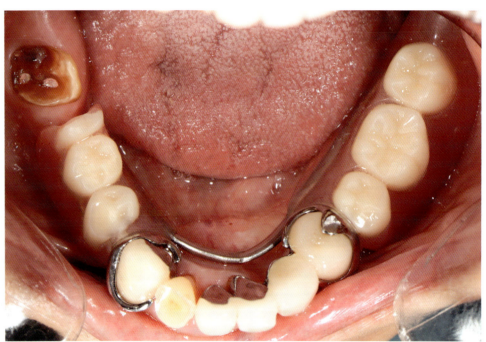

図1-4a ■ 下顎に装着された不適合な両側遊離端欠損義歯。

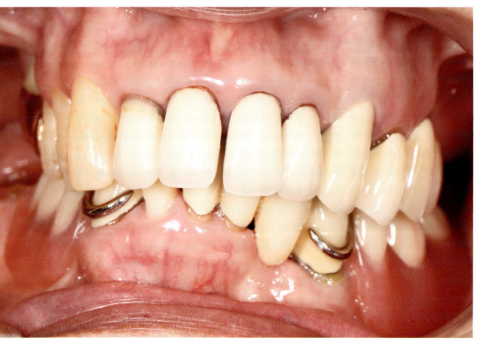

図1-4b ■ 咬合時、下顎臼歯部遊離端欠損義歯床の沈下により上下顎前歯部に咬合力が加わり、上顎前歯部の唇側へのフレアーアウトが認められる。

以上、RPDにはさまざまな問題点がありますが、それらに対して症例を吟味して、あるいは症例の環境改善などを行い、的確な設計そして処置が行われたならば、患者に受け入れられ、長期にわたって機能そして現存歯列の保全を行うことは可能だといえます。現に、筆者の40年の臨床経験からすると、的確なRPDによる欠損補綴は30年を超える長期的予後を見ることができています。

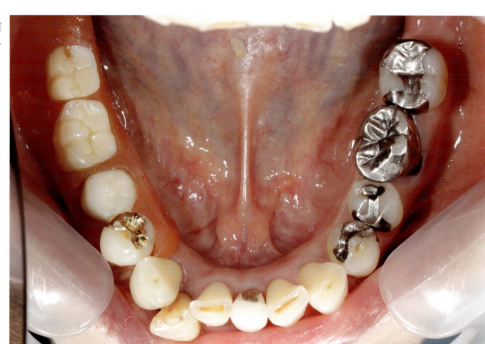

図1-5a■下顎右側遊離端部に装着されたノークラスプデンチャー。

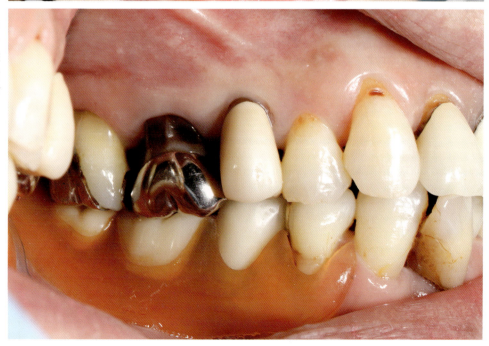

図1-5b■レストもないノークラスプデンチャーのため咬合時に義歯床が大きく沈下し、現存歯のみによる咬合支持が行われている。

Chapter 2 残存歯を少なくとも10年もたせるリムーバブルパーシャルデンチャーの具備条件

1 予後のよい症例は何が違う？

　短期間に崩壊したリムーバブルパーシャルデンチャー（RPD）症例と、長期良好な予後を経過している同症例を比較してみると、さまざまな興味深い所見が見られます。

＜症例2-1＞
　症例2-1は、全顎的な歯の動揺と咀嚼障害を主訴として来院した症例です。他歯科医院にて約5年前にキャストリムーバブルパーシャルデンチャーを装着したとのことですが、1年後に5」が自然脱落し、その後、全現存歯が動揺してきて咀嚼できなくなったとのことでした。
　現存歯を見ると一切う蝕などはなく、また歯冠修復も行われておりません。レストシートやガイドプレーンを形成した痕跡はなく、以前、部分床義歯補綴学の成書に記載されていた部分床義歯の利点・欠点の利点の1つである「鉤歯を削る必要がない」を地で行った症例のようであります。
　しかしながら、的確な歯周治療は行われておらず、また的確なレストシートの形成といった力学的な配慮や、的確な咬合の付与が行われていなかったため、エナメル質は保存できたものの全歯を失う結果に陥ってしまいました。

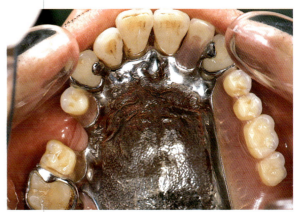

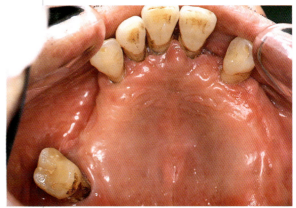

症例2-1■全顎的な歯の動揺と咀嚼障害を主訴として来院。他歯科医院にて約5年前にキャストパーシャルデンチャーを装着したが、1年後に5」が自然脱落し、その後全現存歯が動揺して咀嚼できなくなったとのこと。的確な炎症と力のコントロールが行われていなかったため、エナメル質は保存できたが全歯を失う結果に陥ってしまった。

Chapter 2

残存歯を少なくとも10年もたせるリムーバブルパーシャルデンチャーの具備条件

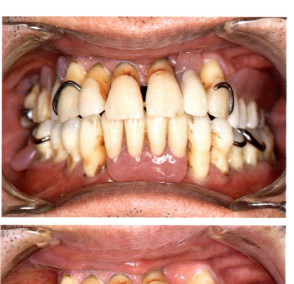

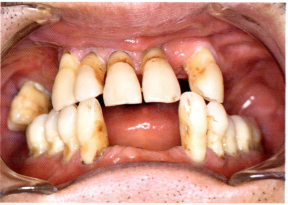

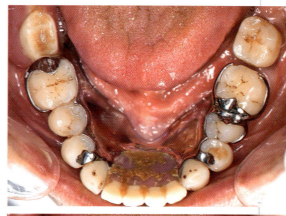

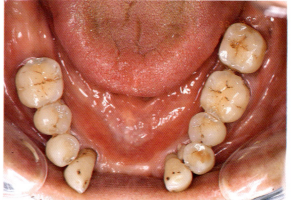

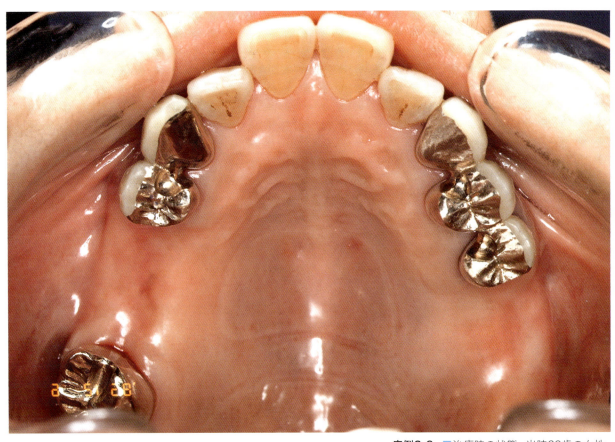

症例2-2a■治療時の状態。当時60歳の女性。6 5|、|6 7 欠損を主訴に来院した。7 4 3|、|3 4 5にRPDの前処置であるマウスプレパレーションとしての歯冠修復処置を行い、またアンテリアガイダンスを確立したのち、キャストリムーバブルパーシャルデンチャーを装着した。

＜症例2-2＞

症例2-2は、筆者が1983年に治療した当時60歳の女性の症例です。6 5|、|6 7 欠損を主訴に来院されました。

限局矯正による上顎前歯部の矯正治療を行い、適正なアンテリアガイダンスを確立する必要があると説明したのですが、矯正治療は受け入れられず、7 4 3|、|3 4 5にRPDの前処置であるマウスプレパレーションとしての歯冠修復処置を行い、またアンテリアガイダンスを確立して、キャストリムーバブルパーシャルデンチャーを装着しました。その後約28年が経過し、良好な予後のあと、他界されました。

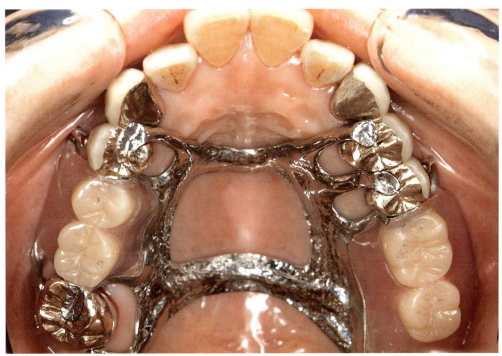
症例2-2b ■ 術後2年時の状態。

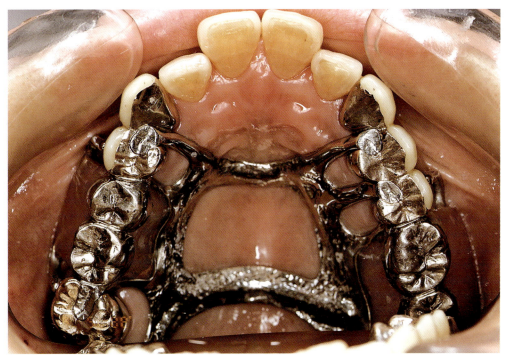
症例2-2c ■ 術後15年時の状態。

2 良好な長期経過をたどる症例の共通点

症例2-1と症例2-2はRPDの代表例ですが、他の多くの症例を観察してみると、良好な長期経過をたどっている症例にはいくつかの共通点があることに気づきます。それらをまとめてみると、RPDを成功させる臨床的基準として次の4つをあげることができます。

1. 力のコントロール（前後的・左右的な力のバランスをとる）
2. 咀嚼時・空口時を問わず、動きの少ない安定した義歯
3. 適切な前処置としての現存歯の処置
4. 人工歯の摩耗への対処

1つずつ考えてみましょう（症例2-3）。

1 力のコントロール（前後的・左右的な力のバランスをとる）

前述したように、RPDの最大の問題点は咬合支持の問題です。ですから、全顎的に見て力のバランスがとられていることが重要と思われます。またそれを実行する上では、症例の選択、そして場合によっては環境改善としての足し算といえるフィクスドブリッジやインプラントの併用、あるいは引き算としての戦略的抜歯などを行い、力学的に有利な条件に変更することも重要と思われます（症例2-3a）。

2 咀嚼時・空口時を問わず、動きの少ない安定した義歯

口腔内粘膜は皮膚と異なり鋭敏です。装着されたRPDが不用意に動揺してしまっては、異物感は増大し、装着感は不良となってしまいます。たとえば、使用中に維持装置としてのクラスプなどが破折してしまっても、把持がしっかり確立されており360度動きの少ない義歯であることで、患者は問題なく使用しているという症例に出会ったことはないでしょうか。つまり、維持よりも把持のほうが重要な要件といえるでしょう。

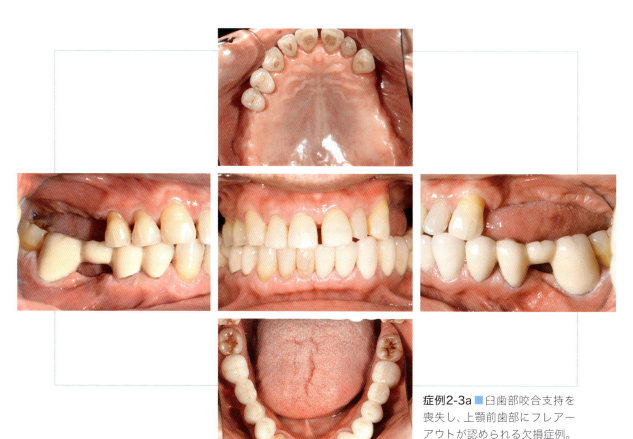

症例2-3a ■ 臼歯部咬合支持を喪失し、上顎前歯部にフレアーアウトが認められる欠損症例。

3 適切な前処置としての現存歯の処置

RPDは総義歯とは異なり現存歯が存在するわけですから、補綴前処置としての現存歯に対する歯周治療、う蝕治療、そして必要であれば根管治療などが的確に行われなければなりません（**症例2-3b**）。

症例2-1のようにエナメル質を守っても、歯そのものを喪失しては、本来の目的である現存歯列の保全は達成できません。

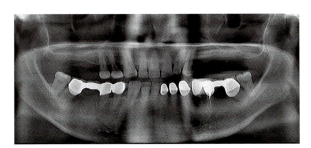

症例2-3b ■同パノラマエックス線写真。

4 人工歯の摩耗への対処

良好に長期経過を過ごしているRPDを観察してみると、興味深いことがわかります。すべて粘膜負担義歯である総義歯の長期経過例を見ると、継時的に顎堤の吸収が認められ、必要に応じて床粘膜面に対するリライニングなどを行わなければならない場合があります。一方、良好に調製されたRPDの場合は、床下粘膜の吸収はほとんど認められず、リライニングなどはめったに必要ありません。

その反面、リコール時に必ずチェックしなければならないのが人工歯の摩耗です。継時的な人工歯の摩耗は、メタルオクルーザルやジルコニアなどを応用しなければ必ず生ずるものです。多少の摩耗があっても咀嚼機能などには問題は出てきませんが、クレンチングした状態で人工歯部において薄いオクルーザルテストフォイルが抜けるようであれば、的確な咬合支持機能を発揮していないことになります。結果、その力は現存歯のみに掛かってしまい、現存歯列の保全は危うくなってきますので、その時点にて人工歯部の補修などが不可欠となります。

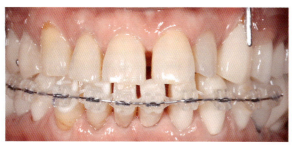

症例2-3c ■ 補綴前処置として歯周治療、下顎前歯部における限局矯正処置を行っていく。

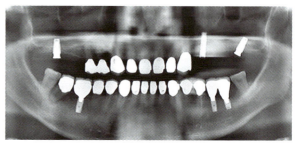

症例2-3d ■ 補綴終了時のパノラマエックス線写真。上顎遊離端欠損部には少数のインプラントが植立されている。

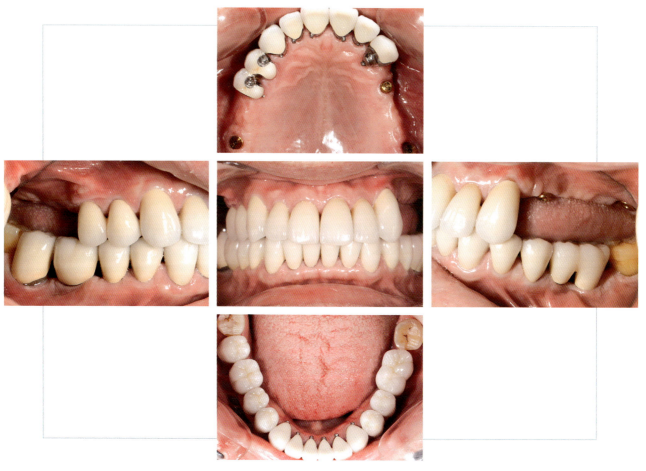

症例2-3e ■ 補綴終了時の状態。上顎遊離端欠損部のインプラントには各種アタッチメントが装着され、RPD床下部にて義歯の沈下に抵抗するように設計した。

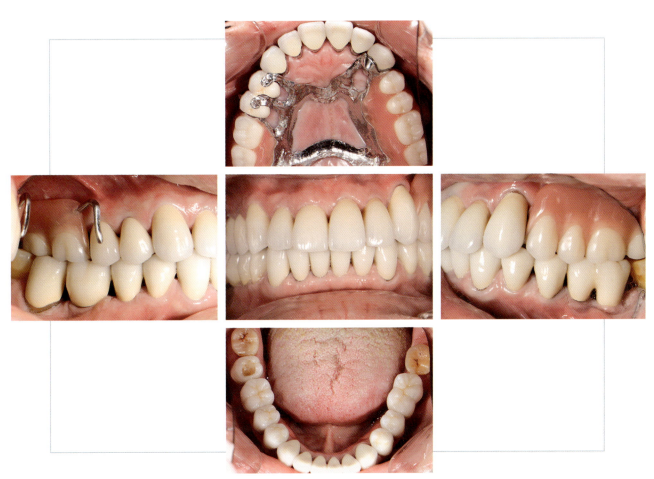

症例2-3f ■ RPD装着時の状態。定期的なメインテナンス時におけるRPD人工歯部の摩耗のチェックおよび必要に応じてのビルドアップが不可欠である。

Chapter 2 残存歯を少なくとも10年もたせるリムーバブルパーシャルデンチャーの具備条件

Chapter 3 リムーバブルパーシャルデンチャーにおける3要素と優先順位

1 支持・把持・維持の優先順位

　多くの方々が歯科医師国家試験に際し、支持、把持、そして維持といったリムーバブルパーシャルデンチャー（RPD）における3要素を勉強したと思います。これら3要素に優先順位をつけるとしたら、何が1番になるでしょうか？　おそらく臨床の現場に立ち始めた若い歯科医であれば「維持」と答えるかもしれませんね。筆者も実はそうでした。卒業したてのころ、「取れない・動かない部分入れ歯を作る」といって、一生懸命、「維持力をいかに増やそうか」「どんなクラスプがよいのか」と維持装置のことばかり考えていた時期があります。

　しかし、Chapter1にあげたRPDの問題点を考慮した場合、もっとも重要なのは咬合支持であり、そのためには支持であるレストが重要であることがわかります。次に来るのは、咀嚼時・空口時を問わず動きの少ない安定した義歯を達成するための把持であるプロキシマルプレート（隣接面板）やマイナーコネクター（小連結子）であり、最後は維持となります（図3-1）。

1 支持
2 把持
3 維持

について、詳しく見ていきましょう。

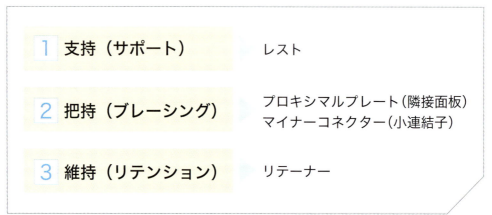

図3-1 ■パーシャルデンチャーにおける3要素と優先順位。

1 支持（サポート）

鉤歯の歯根膜に咬合支持を司ってもらうために設置されるのがレストですが、一般にレストには、
- オクルーザルレスト（咬合面レスト）
- リンガルレスト（舌面レスト）
- シンギュラムレスト（基底結節レスト）
- インサイザルレスト（切端レスト）

などがあります（インサイザルレストは審美性を阻害しますので、現在はほとんど用いられることはありません）。

それぞれのレストに共通する点は、加わる咬合力を正しく歯根軸方向に導くように設置しなければならないということです（図3-2）。そのためには、的確なレストシートの形成が不可欠であり、それがなされなかった場合は、Chapter2の症例2-1のように鉤歯の位置移動が生じ、現存歯列の崩壊を惹起してしまいます。

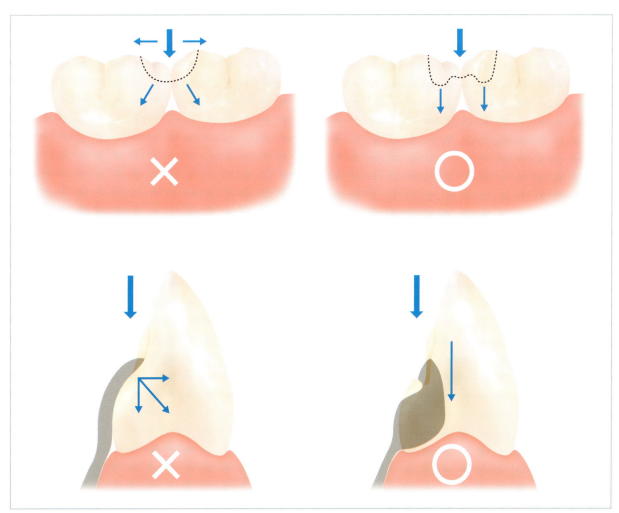

図3-2 どんなレストであっても、レストを設置する際は、加わる咬合力をできるだけ正しく鉤歯の長軸方向に導くことができる形態にする。

また、かなり強い咬合力が掛かってきますので、長期経過においてレストの破折といった問題も引き起こされることから、十分な強度を持ったレストを製作する必要があります。そのため、十分な深さを持ったレストシートの形成が重要です。

前歯部においては一般的にリンガルレスト、シンギュラムレストが用いられますが、シンギュラムレストのほうが効率よく咬合力を歯根軸方向に伝達させやすいでしょう（図3-3、3-4）。

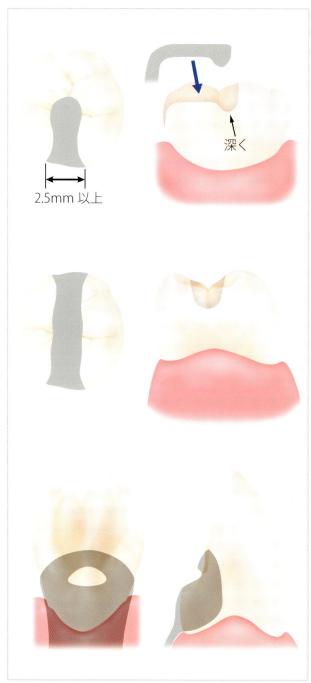

図3-3 レストの破折防止には十分な強度が必要になるが、そのためには十分な深さを持ったレストシートの形成が必要となる。前歯部ではシンギュラムレストのほうが効率よく咬合力を歯根軸方向に伝達させやすい。

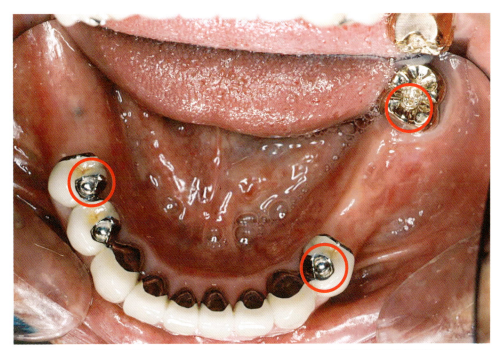
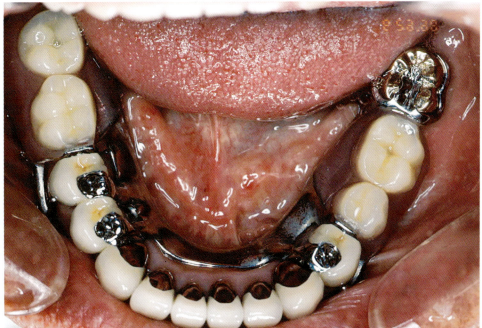

図3-4■マウスプレパレーションにより的確に形成されたレストシート。

2 把持（ブレーシング）

　咀嚼時・空口時を問わず動きの少ない安定した義歯を達成するためには、把持が重要なポイントです。いわゆる「リジッドサポートを獲得する」ことが大切です。

　リジッドサポートというと、コーヌスクローネによるRPDを思い出される方も多いと思います。コーヌスクローネは、それぞれの鉤歯が支持・把持・維持を司るシステムで、1本のコーヌスクローネに360度の安定を与えさせるようになっているために、鉤歯の位置、本数によっては負担過重が発生してしまいます。筆者らは、360度安定したリジッドサポートを得るために、1本の鉤歯にすべてを担わせるのではなく、数歯の鉤歯にプロキシマルプレート（隣接面板）、マイナーコネクターを設置し、それらすべての構成要素をもって360度動きのない、安定した義歯を製作するように考えています。

　プロキシマルプレート（隣接面板）、マイナーコネクターの設置を行う上でまず必要となってくるものに、義歯の着脱方向の決定があります。義歯の着脱方向の決定には、「患者の着脱しやすい方向に設置すべきだ」など諸説ありますが、基本的には咬合平面に垂直と考

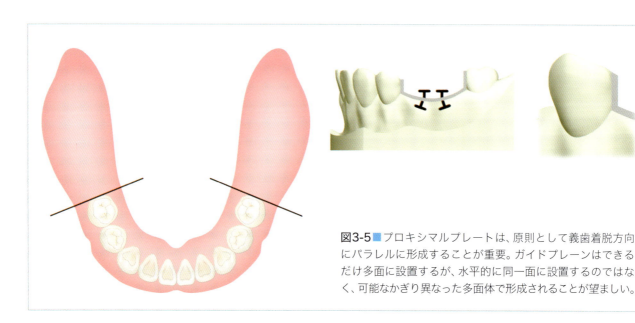

図3-5 プロキシマルプレートは、原則として義歯着脱方向にパラレルに形成することが重要。ガイドプレーンはできるだけ多面に設置するが、水平的に同一面に設置するのではなく、可能なかぎり異なった多面体で形成されることが望ましい。

えるべきでしょう。なぜならば、RPDはシステムとしてしっかりした咬合支持ならびに義歯の離脱に対して抵抗する必要があるからです（咬合力は概ね咬合平面に垂直に加わり、義歯の離脱は咀嚼した食物の粘着性によって加わった咬合力とは逆の方向、すなわち咬合平面に垂直に離脱しようとします）。

プロキシマルプレートが設置される鉤歯にはガイドプレーンが形成され、またマイナーコネクターが設置される鉤歯にはそれに対応するグルーブ様の形成が必要となります。これらの形成にあたっては、原則として義歯着脱方向にパラレルに形成することが重要となります。また、複数のガイドプレーンは水平的に同一面に設置するのではなく、可能なかぎり異なった多面体で形成されることが望ましいと思います。

要するに、製作されたRPDの複数のプロキシマルプレートとマイナーコネクターによって、水平的に360度動かない、安定した状態を達成することが重要です（図3-5、3-6）。

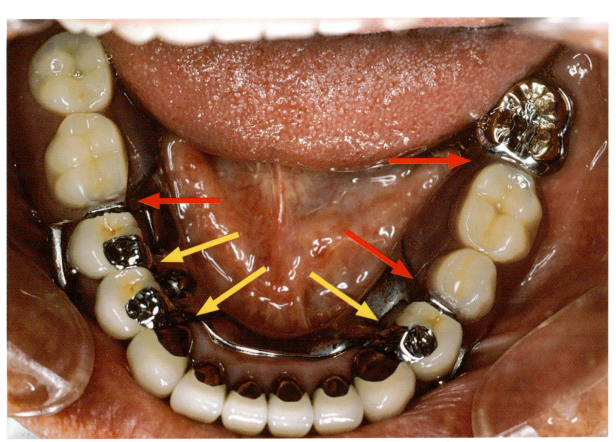

図3-6 ■ 複数のプロキシマルプレートとマイナーコネクターによって、水平的に360度動かない安定した状態を達成することが重要。

3 維持（リテンション）

維持装置には、大別して
①直接維持装置
②間接維持装置
の2つがあります。

①直接維持装置

直接維持装置には、エーカースクラスプ、I-bar、コンビネーションクラスプ、双歯鉤などさまざまなものがありますが、前述したように長期経過中に直接維持装置であるクラスプが破折しても、レストおよびプロキシマルプレート、マイナーコネクターが的確に設置されているRPDでは問題なく使用されていることが多く、筆者はあまり重要視していません。症例に応じて選択、使用されればよいと思います。筆者は通常、クラダビルI-bar、コンビネーションクラスプ、そしてエーカースクラスプを多用しています。

②間接維持装置

間接維持装置はあまり意識されていないように思いますが、直接維持装置より重要な維持装置です。形態的にはクラスプ様ではなくレストと同じ形態です。

遊離端欠損など、咬合力により遊離端義歯床が沈下するような症例において、最遠心部のレストを結んだ線を鉤間線（ファルクラムライン）と呼び、これを中心に義歯が回転するわけですが、この鉤間線より前方に垂線を引き、その延長線上、可及的に前方部に設置されたレスト様の部分が間接維持装置です。要するに、義歯の離脱力に対し鉤間線前方部は下方に回転しますので、それに抵抗するいわゆる「つっかえ棒」になるのがこの間接維持装置といえます。

筆者らは、直接維持装置よりも間接維持装置を重要視しています（図3-7、3-8）。

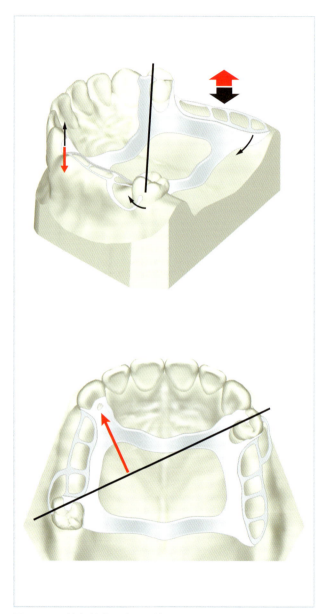

図3-7 間接維持装置（インダイレクトリテーナー）は鉤間線より前方に垂線を引き、その延長線上で可及的に前方部に設置されたレスト様の部分のこと。鉤間線前方部は義歯の離脱力に対して下方に回転するが、間接維持装置はそれに抵抗するいわゆる「つっかえ棒」になる。

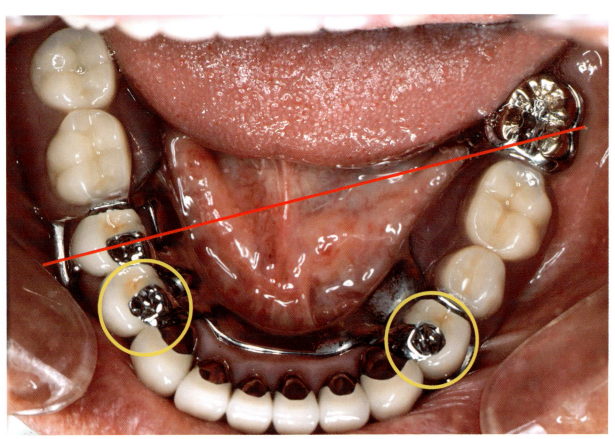

図3-8■鉤間線より前方に垂線を引き、その延長線上で、可及的に前方部に設置された間接維持装置。

2　3要素を臨床で具現化するためには

　ここまで、RPDの3要素について解説してきましたが、これらの考えを実行する上では、鉤歯に対する的確なマウスプレパレーションが必要となってきます。
　マウスプレパレーションとは、広義の意味ではRPDの前処置すべてを表すもので、狭義の意味では鉤歯に対するレストシートやガイドプレーンなどの形成を指します。部分床義歯補綴学の成書に記載されていた部分床義歯の利点の1つである「鉤歯を削る必要がない」という観点で的確なマウスプレパレーションを実施しようとした場合、欧米人と比較してエナメル質の薄い東洋人においては、歯冠修復なしでは現実的には不可能といえるでしょう。

　ここで悩むのは、「エナメル質を保全するのか、歯列全体を保全するのか」といった選択です。長期的に良好な予後を持つRPDを製作するためには、やはり鉤歯の歯冠修復処置は避けて通れないと思われます。やむなく鉤歯を切削するわけですから、歯冠修復処置においてはチームを組む歯科技工士と十分なコミュニケーションを交わし、中途半端でない十分なマウスプレパレーションを施していくことが肝心でしょう。

Chapter 4 欠損様式別オプション選択のガイドライン

　良好な長期予後を持つリムーバブルパーシャルデンチャー（RPD）を製作するためには、以下の項目を考えていく必要があります。
・適応症例の選択
・的確な基本設計
・的確なマウスプレパレーション
・構造設計を考えた適合良好なキャストフレーム
　Chapter4では、「適応症例の選択」に焦点を絞って解説していきます。

　欠損補綴のオプションには、インプラント、フィクスドブリッジ、RPDがあり、それぞれ利点・欠点があるわけですが（column参照）、実際の臨床ではそれらを理解した上で、欠損状態によって使い分けることが重要です。そこでいくつかの欠損パターン別に、それぞれの適応症例を考えていくことにしましょう。

　欠損様式の分類にはさまざまなものがあります。歯列単位としての分類である『ケネディーの分類』、上下顎の咬合支持に焦点をあてた『アイヒナーの分類』などが代表的な分類ですが、実際にはそれに上下顎歯列の対向関係も加味して考える必要があります（図4-1）。

　しかし、これらを総合的に評価して適応症例を考えた場合、かなり複雑になりわかりづらくなると思われますので、本稿では歯列単位で適応症例を考えていきたいと思います。まずは、欠損形態を次に示す5パターンに大別して考えてみましょう。

1．片側性欠損
2．両側性欠損
3．前方遊離端欠損
4．犬歯を含む片側遊離端欠損
5．少数歯現存

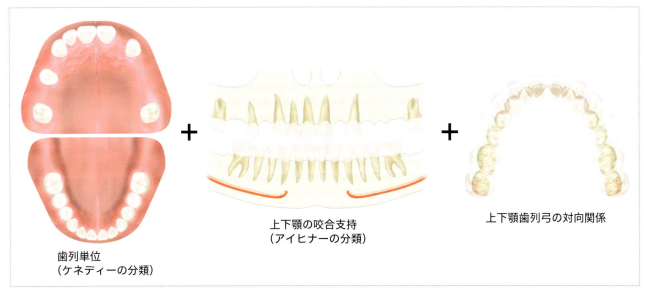

歯列単位
（ケネディーの分類）

上下顎の咬合支持
（アイヒナーの分類）

上下顎歯列弓の対向関係

図4-1 さまざまな欠損様式の分類。臨床では、歯列単位、上下顎の咬合支持に加え、上下顎歯列の対向関係も加味して考える必要がある。

column
欠損補綴オプション別の利点と欠点

インプラントの利点・欠点

　欠損補綴のオプションとしてのインプラントの応用におけるもっとも優れた利点とは、他のフィクスドブリッジやRPDと異なり、欠損部隣接歯を修復する必要がないことがあげられます。そのため、天然歯を連結することによる力学的なトラブルを回避することもできます。
　欠点は、低侵襲な外科からアドバンスな外科まで、いずれの症例にしても外科手術が必要になることです。また、他のオプションと比べて容易に再治療することは難しいことも欠点の1つです。

＜利点＞
①隣在歯を修復する必要がない。
②連結に伴う力学的トラブルを回避できる。
③連結に伴う審美的トラブルを回避できる。
④フィクスドブリッジやRPDと比較して、確固たる咬合支持を得ることができる。
⑤欠損部顎堤の経時的な吸収を抑制することができる。
⑥残存する天然歯列弓の保全のためのアンカーとして用いることもできる。
⑦経時的な口腔内状況の変化に対し、上部構造を変更することが可能である（修理を含む）。
⑧固定性修復物が可能であり、患者の心理面において優位である。

＜欠点＞
①インプラント埋入手術が必要となる。
②治療費が高価である。
③治療期間がかかる。
④欠損部顎堤の吸収によってはアドバンスな外科処置が必要となる。
⑤欠損部顎堤の吸収によっては審美的な修復が難しい。
⑥失敗した場合、容易に後戻りできない。
⑦顎骨の経年的変化による現存歯との位置関係の変化（オープンコンタクト）などが生じる場合がある。

フィクスドブリッジの利点・欠点

　フィクスドブリッジは長年欠損補綴治療に応用されてきた治療法で信頼性がある一方、欠点として連結に伴う力学的なトラブルが生じることがあげられます。そして最大の欠点として、2歯以上の遊離端欠損症例に適応できないことも考慮しなければなりません。

＜利点＞
①インプラント埋入手術が不必要である。
②治療費が安価である。
③治療期間が短い。
④固定性修復物が可能であり、患者の心理面において優位である。
⑤RPDと比較して確固たる咬合支持が得られる。
⑥再治療が比較的容易である。

＜欠点＞
①隣在歯を修復する必要がある。
②連結に伴う力学的トラブルが生じやすい。
③連結に伴う審美的トラブル（離開歯列弓など）を回避しにくい。
④欠損部顎堤の吸収が高度な場合、審美的な修復が難しい。
⑤経時的な口腔内状況の変化に対し、容易には対応できない。
⑥2歯以上の遊離端欠損には適用が難しい。

リムーバブルパーシャルデンチャーの利点・欠点

　RPDの最大の利点は、連結に伴う力学的トラブルを回避できることでしょう。この点がおそらく良好な欠損補綴の長期予後を達成できている要因といえます。欠点としては、患者における心理面の問題（Chapter1参照）と、多数歯欠損症例における咬合支持の問題があげられると思います。

＜利点＞
①インプラント埋入手術が不必要である。
②治療費が安価である。
③治療期間が短い。
④連結に伴う力学的トラブルを回避できる。
⑤再治療が比較的容易である。
⑥欠損部顎堤の吸収が高度な場合に審美的な修復が可能である。

＜欠点＞
①可撤性修復物であるため患者の心理面において問題となる。
②他のオプションと比べて確固たる咬合支持が得られにくい。
③修復範囲が広範囲になる。
④経時的な口腔内状況の変化に対し、容易には対応できない。

1 片側性欠損の治療オプション

①中間歯欠損
  i. 欠損部が1か所
    （ア）1～2歯欠損
    （イ）3歯～欠損
  ii. 欠損部が複数個所
②遊離端欠損

　片側性1～2歯欠損の場合は、通常フィクスドブリッジやインプラントが適応されるわけで、インプラント補綴の術前処置としてのプロビジョナルデンチャーなどにしか、RPDの応用はないと思われます（図4-2）。
　一方、片側性3歯以上の中間歯欠損症例や片側性遊離端欠損症例の場合は、フィクスドブリッジの応用は難しく、インプラント補綴かRPDによる処置が必要となります。ただその場合、RPDの維持安定を考慮すると欠損側の反対側にまでRPDを延長しなければならず、欠損状態のわりに大きなデンチャーとなってしまい、患者によっては必要性を感じず、装着したがらない場合も生じてきます。ですから片側性3歯以上の中間歯欠損症例や片側性遊離端欠損症例においては、インプラント補綴を選択するのが妥当と考えます（図4-3、4-4）。

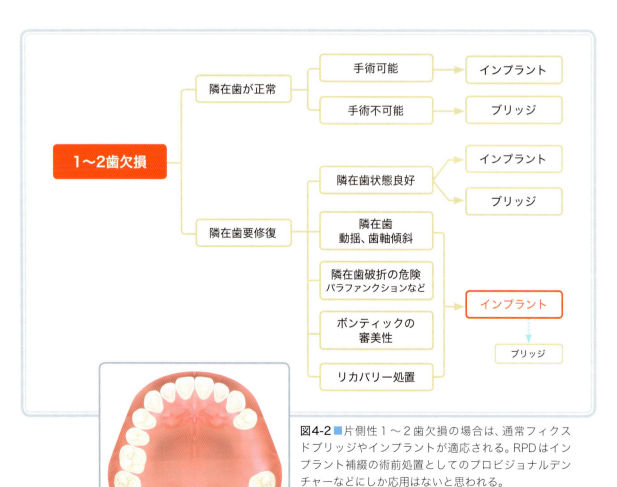

図4-2 ■ 片側性1～2歯欠損の場合は、通常フィクスドブリッジやインプラントが適応される。RPDはインプラント補綴の術前処置としてのプロビジョナルデンチャーなどにしか応用はないと思われる。

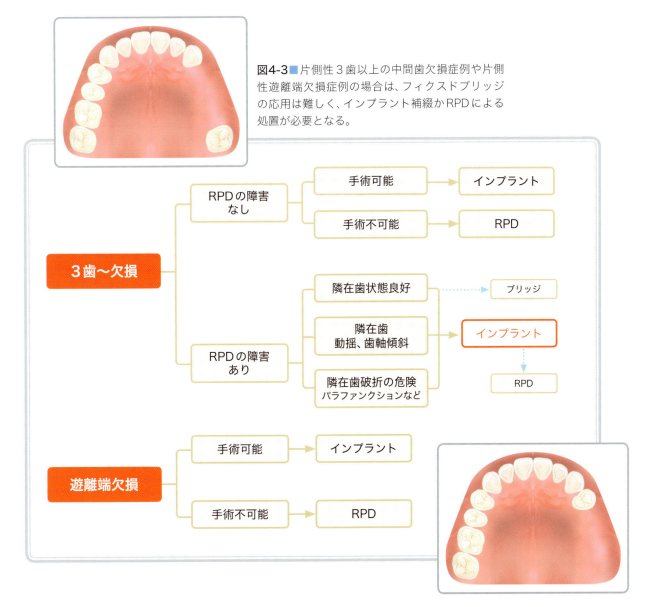

図4-3■片側性3歯以上の中間歯欠損症例や片側性遊離端欠損症例の場合は、フィクスドブリッジの応用は難しく、インプラント補綴かRPDによる処置が必要となる。

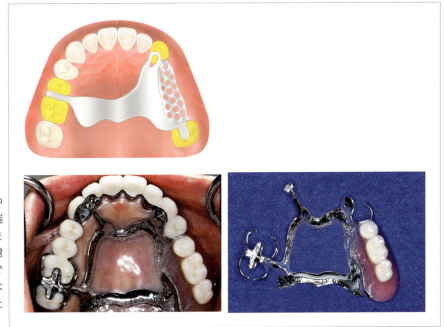

図4-4■片側性3歯以上の中間歯欠損症例や片側性遊離端欠損症例にRPDによる処置を行った場合、維持安定を考慮すると欠損側の反対側にまで延長する大きなデザインとなり、患者によっては装着したがらない場合もある。

2 両側性欠損の治療オプション

①両側性中間歯欠損（両側ともに1〜2歯欠損）
②両側性中間歯欠損（片側が3歯以上欠損）
③両側性中間歯欠損（両側が3歯以上欠損）
④反対側の欠損が遊離端欠損（中間歯欠損1〜2歯欠損）
⑤反対側の欠損が遊離端欠損（中間歯欠損3歯以上欠損）
⑥両側性遊離端欠損
　i. 小臼歯まで現存
　ii. 前歯部のみ現存

1）両側性中間歯欠損では

　両側性の欠損においては、たとえ両側性の1〜2歯欠損においてもRPDの優位性が生じてきます。両側性の場合は、設置されるプロキシマルプレート、レスト、そしてマイナーコネクターなどは4か所以上になり、きわめて安定したリジッドなデンチャーとなります。このことは、反対側の欠損が遊離端欠損（中間歯欠損1〜2歯欠損）ならびに反対側の欠損が遊離端欠損（中間歯欠損3歯以上）においても同様です（図4-5、4-6）。

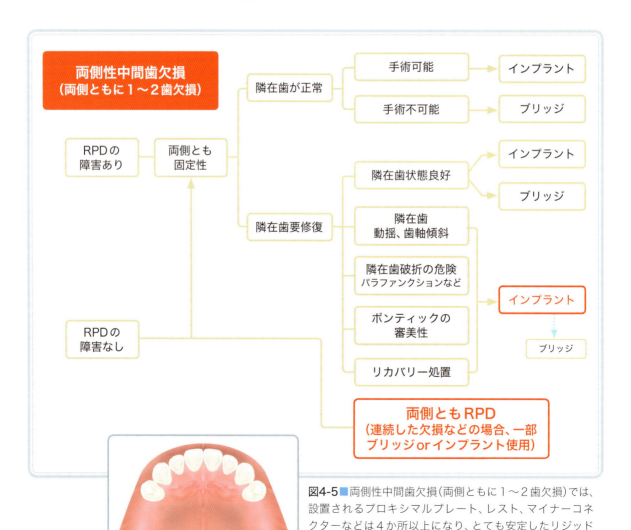

図4-5■両側性中間歯欠損（両側ともに1〜2歯欠損）では、設置されるプロキシマルプレート、レスト、マイナーコネクターなどは4か所以上になり、とても安定したリジッドなデンチャーとなることから、RPDの優位性も生じてくる。可撤性にするなら両側性RPD、固定性にするなら両側とも固定性補綴と考えなければならない。

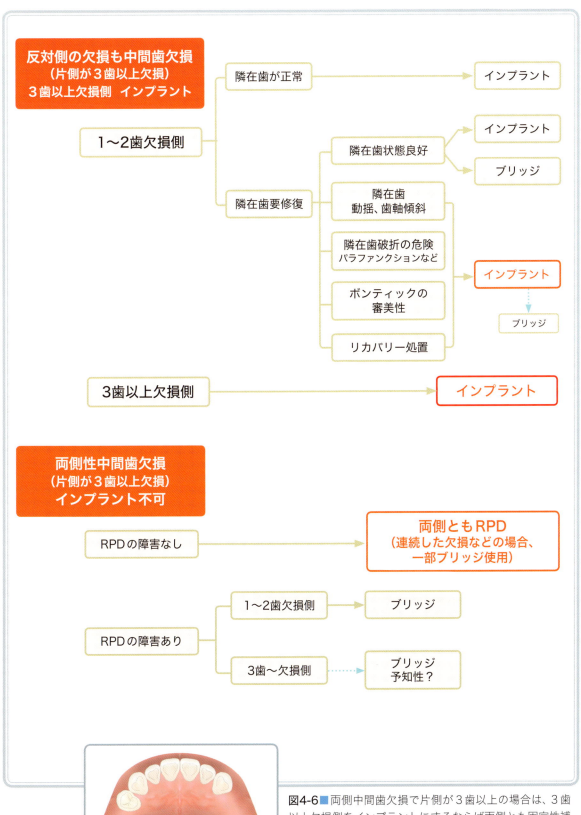

図4-6 ■ 両側中間歯欠損で片側が3歯以上の場合は、3歯以上欠損側をインプラントにするならば両側とも固定性補綴に、可撤性にするなら両側性RPDを適用する。

ただ、どちらかの側をフィクスドブリッジ、あるいはインプラントにした場合は、反対側も固定性修復物にしなければなりません。要するに、両側性の欠損症例においては

・可撤性にするなら両側性のリムーバブルパーシャルデンチャー
・固定性にするなら両側とも固定性補綴

と考えればよいでしょう（図4-7および症例4-1）。

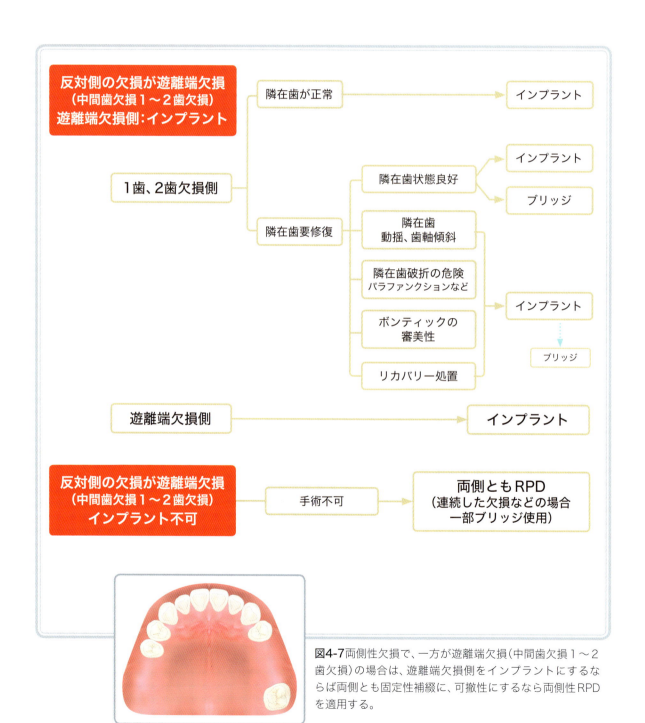

図4-7 両側性欠損で、一方が遊離端欠損（中間歯欠損1〜2歯欠損）の場合は、遊離端欠損側をインプラントにするならば両側とも固定性補綴に、可撤性にするなら両側性RPDを適用する。

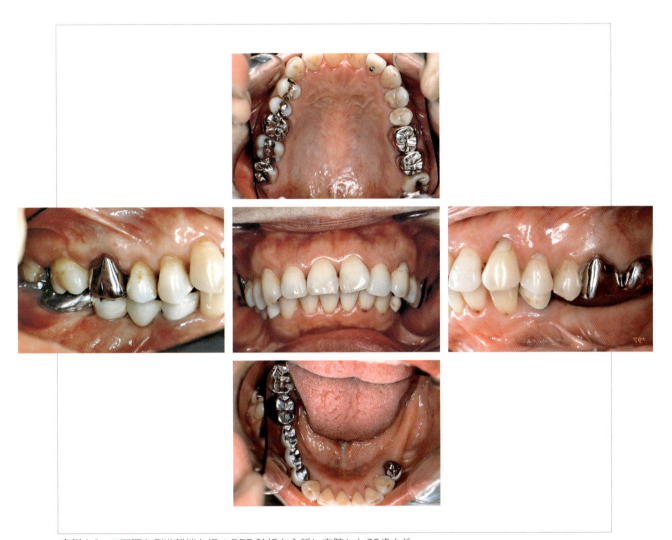

症例4-1a ■ 下顎左側遊離端欠損のRPD破折を主訴に来院した60歳女性。

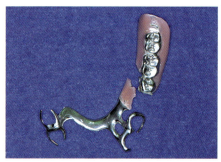
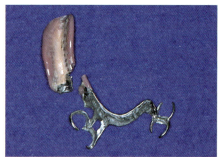

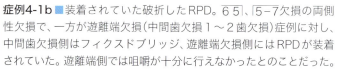

症例4-1b■装着されていた破折したRPD。6 5|、|5-7欠損の両側性欠損で、一方が遊離端欠損（中間歯欠損1～2歯欠損）症例に対し、中間歯欠損側はフィクスドブリッジ、遊離端欠損側にはRPDが装着されていた。遊離端側では咀嚼が十分に行えなかったとのことだった。

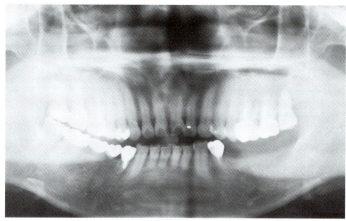

症例4-1c■初診時のパノラマエックス線写真。|7-4|のフィクスドブリッジの|7|にウォッシュアウトが認められた。

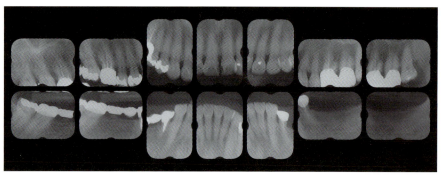

症例4-1d■初診時デンタルエックス線写真。

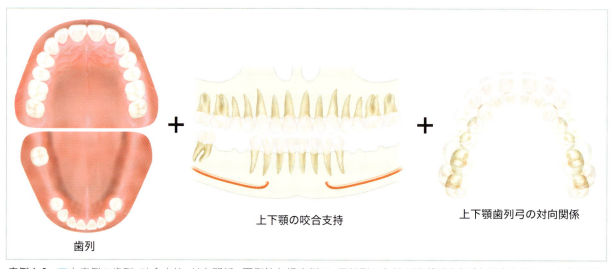

歯列　　　　　上下顎の咬合支持　　　　　上下顎歯列弓の対向関係

症例4-1e■本症例の歯列、咬合支持、対向関係。両側性欠損症例で、反対側の欠損が遊離端欠損（中間歯欠損1～2歯欠損）、上下顎関係は上顎前突を呈していた。

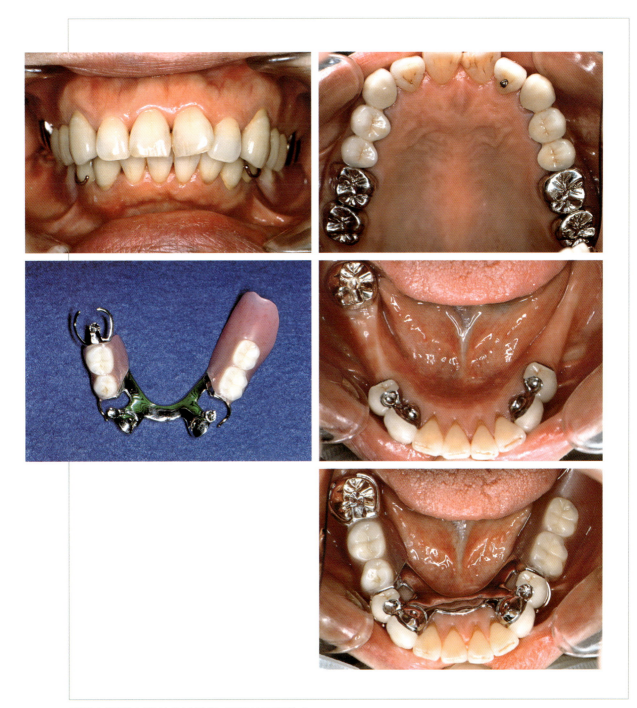

症例4-1f■上顎は歯冠修復、下顎は両側性の
RPDにて補綴処置を完了した。両側にて良好に
咀嚼が行えるようになったとのこと。

2）両側性遊離端欠損（小臼歯まで現存）では

両側性遊離端欠損（小臼歯まで現存）の場合は、
・固定性ならインプラント補綴
・可撤性なら両側性リムーバブルパーシャルデンチャーの適応となります。また、長期予後を考慮した場合には、遊離端側に少数のインプラントを植立してRPDの義歯床下におき、支持に活用するといったオプションが考えられます（図4-8）。

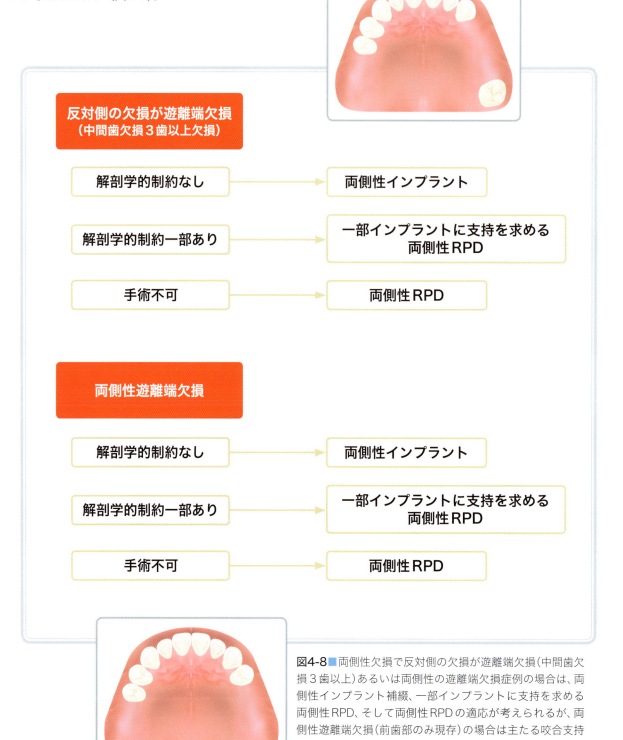

図4-8■両側性欠損で反対側の欠損が遊離端欠損（中間歯欠損3歯以上）あるいは両側性の遊離端欠損症例の場合は、両側性インプラント補綴、一部インプラントに支持を求める両側性RPD、そして両側性RPDの適応が考えられるが、両側性遊離端欠損（前歯部のみ現存）の場合は主たる咬合支持が粘膜負担となるため、RPDのみで対応した場合、多くは10数年後、現存する前歯部にトラブル（負担過重による動揺、歯根破折など）が発生しやすいように思われる。

3）両側性遊離端欠損（前歯部のみ現存）では

両側性遊離端欠損（前歯部のみ現存）の場合は、
- 固定性ならインプラント補綴
- 可撤性なら両側性RPD

の適応となります。しかし、RPDの最大の問題点である咬合支持が関わってくるため注意が必要です。主たる咬合支持が粘膜負担となるため、RPDのみで対応した場合、多くは10数年後、現存する前歯部にトラブル（負担過重による動揺、歯根破折など）が発生しやすいように思われます（症例4-2）。

両側性遊離端欠損（前歯部のみ現存）の場合は、小臼歯まで現存する症例以上に、欠損部に数本のインプラントを植立してRPDをその上に装着する、インプラントとパーシャルデンチャーが共存する形のハイブリッドタイプのRPDを応用することが望ましいと思われます。

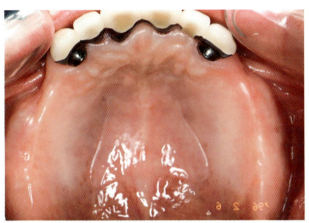
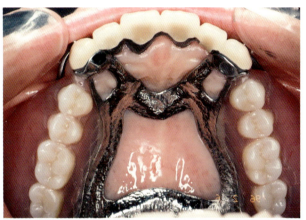

症例4-2a ■ 上顎前歯部のみ現存両側遊離端症例。臼歯部へのインプラント植立を受け入れられず、可及的に義歯床面積を拡張し、粘膜支持を増加させるようにRPDを調製した。

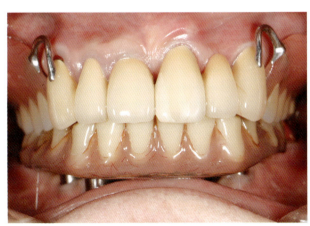
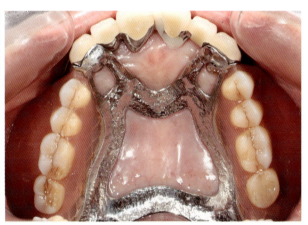

症例4-2b ■ 術後15年経過時の状態。|1、|3に歯根破折を生じ来院した。上顎臼歯部に最低両側1本ずつのインプラントを適用していれば回避できた可能性が高いと思われる。

3 前方遊離端欠損の治療オプション

①犬歯を含まない前方遊離端欠損
②犬歯を含む前方遊離端欠損

犬歯を含まない前方遊離端欠損の場合、フィクスドブリッジ、あるいはインプラントによる固定性修復物の適応が一般的でしょう。例外として、外傷などにより欠損部の実質欠損が著しい症例などには、RPDが応用されます。

他方、犬歯を含む前方遊離端欠損症例の場合は、力学的見地よりフィクスドブリッジの適用には無理があり、インプラントかRPDの二者択一となってきます（図4-9）。

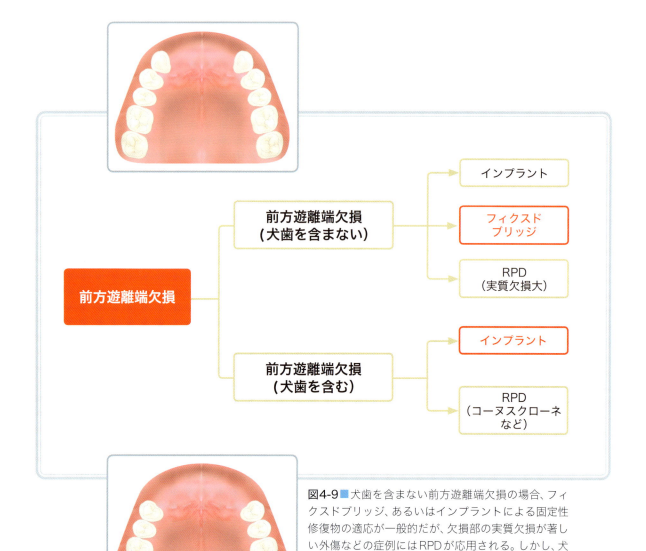

図4-9■犬歯を含まない前方遊離端欠損の場合、フィクスドブリッジ、あるいはインプラントによる固定性修復物の適応が一般的だが、欠損部の実質欠損が著しい外傷などの症例にはRPDが応用される。しかし、犬歯を含む前方遊離端欠損症例では力学的見地よりフィクスドブリッジの適用には無理があり、インプラントかRPDの二者択一となる。

4 犬歯を含む片側遊離端欠損の治療オプション

　犬歯を含む片側遊離端欠損症例は、咬合支持、維持安定、適切な咬合の付与がとても難しく、RPDの難症例と考えられます。ですから、こういった欠損症例にはインプラント補綴が推奨されます。

　可撤性補綴物を検討する場合は、足し算としてのインプラントの併用（ハイブリッドパーシャルデンチャー）、あるいは現存歯と追加したインプラントによるオーバーデンチャーなどが考えられ、また、引き算としての現存歯の戦略的抜歯による総義歯補綴という選択肢もあるでしょう（図4-10、症例4-3）。

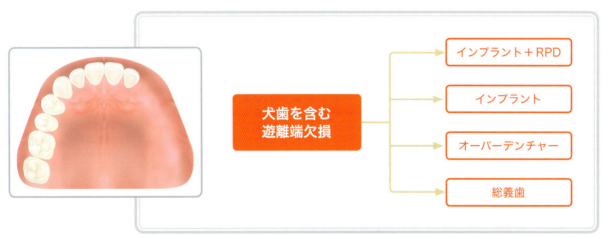

図4-10■犬歯を含む片側遊離端欠損症例は咬合支持、維持安定、適切な咬合の付与が難しくRPDの難症例と考えられるため、インプラント補綴が推奨される。可撤性補綴物ではインプラント併用（ハイブリッドパーシャルデンチャー）、あるいは現存歯と追加したインプラントによるオーバーデンチャーなどが考えられるが、現存歯の戦略的抜歯による総義歯補綴という選択肢もある。

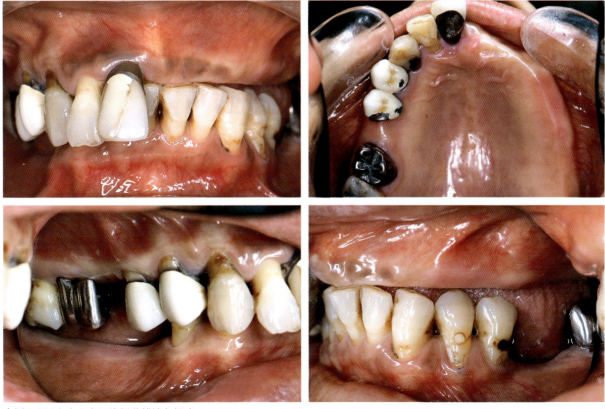

症例4-3■犬歯を含む片側遊離端欠損症。

5 少数歯現存の治療オプション

①左右対称性の現存
②左右非対称性の現存

少数歯現存症例においては、それら現存歯の位置によって治療法が大きく異なってきます。

左右対称性の現存の場合は、現存歯を利用したオーバーデンチャーが適用可能です。一方、左右非対称性の現存の場合、現存歯のみによるオーバーデンチャーは予後において力学的な問題を発生しやすいため、インプラントによる固定性補綴か、可撤性の場合、足し算としてのインプラントを併用したオーバーデンチャー、あるいは引き算としての現存歯の戦略的抜歯による総義歯の適用も考えられます（図4-11）。

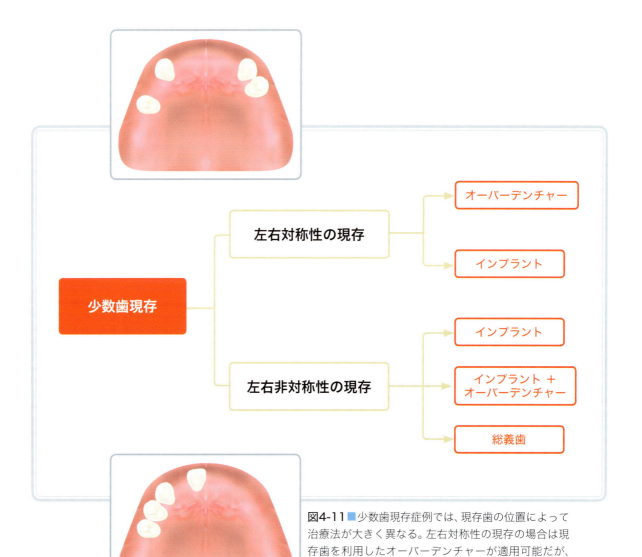

図4-11 ■ 少数歯現存症例では、現存歯の位置によって治療法が大きく異なる。左右対称性の現存の場合は現存歯を利用したオーバーデンチャーが適用可能だが、左右非対称性の現存の場合は、現存歯のみによるオーバーデンチャーでは力学的な問題を発生しやすいため、インプラントによる固定性補綴、インプラントを併用したオーバーデンチャー、あるいは戦略的抜歯による総義歯の適用も考えられる。

以上、欠損様式別オプション選択のガイドラインについて解説を加えてきました。整理すると、「何が何でもリムーバブルパーシャルデンチャーで対応」といった考えかたをするのではなく、適材適所に欠損補綴のオプションを選択していくことが重要であり、また足し算としての各オプションの併用、引き算としての現存歯の戦略的抜歯などを行い、「力学的に有利な条件に環境を改善していくこと」が成功への近道といえるのではないでしょうか（図4-12）。

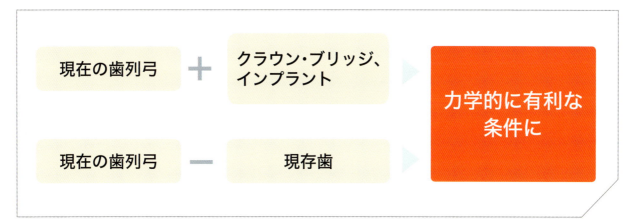

図4-12■欠損補綴臨床では、現在の欠損状態をそのまま受け入れるのではなく、オプションをいかに選択していくか、また足し算としての各オプションの併用、引き算としての現存歯の戦略的抜歯などを行い、力学的に有利な条件に環境を改善していくことが成功への近道と考えられる。

Chapter 5 リムーバブルパーシャルデンチャーの治療の流れ

リムーバブルパーシャルデンチャー（RPD）の治療の流れについて、以下の項目に関して実際の症例を用いながら解説していきましょう。
・適応症例の選択
・的確な基本設計
・的確なマウスプレパレーション
・構造設計を考えた適合良好なキャストフレーム

症例の解説

本症例は、「5の歯根破折および上顎前歯部の歯間離開を主訴に、1994年12月19日に来院した56歳の男性患者です。現症として、プラークコントロールは不良で、口腔内はほぼ全体に歯周組織の炎症が認められました。

「5は根尖部まで完全に歯根が破折しており、装着されている修復物はすべて不良でした。8」、「6、「8は挺出および近心傾斜し、また2+2には唇側へのフレアーアウトが認められました。

プロービングデプスは上顎前歯部口蓋側に6〜7mm、「6頬側根は根尖部まで付着の喪失が認められました（症例5-1a、b）。

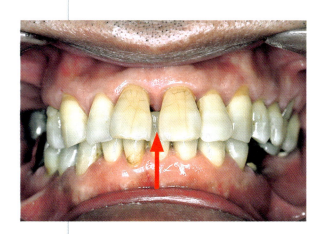
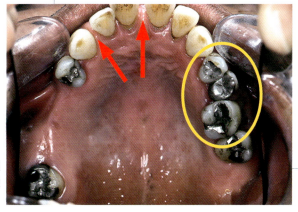

症例5-1a ■56歳男性。「5の歯根破折および上顎前歯部の歯間離開を主訴に来院。

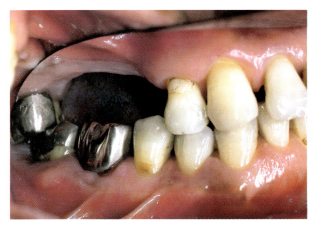
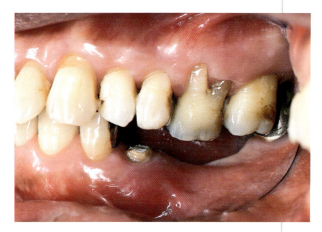
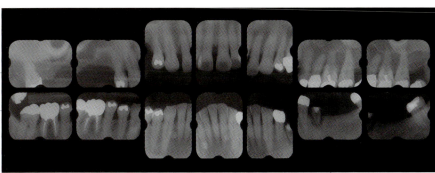

症例5-1b■側方面観とデンタルエックス線写真。|6 には根尖部まで付着の喪失を認めた。

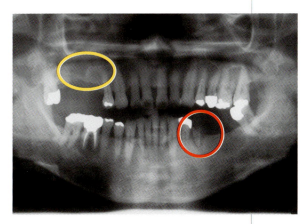
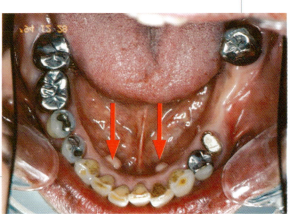

本症例の
リムーバブルパーシャルデンチャー
製作までの治療

●初期治療

|6、|5 を抜歯し、プラークコントロール、スケーリング・ルートプレーニングにより歯周組織の炎症のコントロールを行い、上下顎にプロビジョナルレストレーションおよびプロビジョナルデンチャーを装着して、咬合の安定を図りながら根管治療を行いました。

●歯列矯正処置

上顎にプロビジョナルデンチャーとして装着したホーレーのバイトプレーンとエラスティックを用い、2|2 のフレアーアウトの改善を行いました。

●確定的歯周外科

2|2 の矯正移動終了後、1|3 に確定的歯周外科処置、そして下顎左側欠損部にはインプラント埋入手術を行いました。

1 基本設計

歯周組織の治癒および成熟を待った後、上顎RPDの基本設計を行います。基本設計は歯科技工士が行うものではなく、あくまでも歯科医師が行っていくものであり、以下の順序で行います。

1. レストおよび間接維持装置の設定
2. フィニッシングラインの描記
3. プロキシマルプレートとマイナーコネクターの描記
4. デンチャーベースコネクターとメジャーコネクターの描記
5. リテイナー（直接維持装置）の描記

レスト設定に関しては、図5-1に示すような基本原則があり、この原則に則りながら、症例の状態により決定しておくことが望ましいです。

図5-1 ■ レスト設定の原則

❶ 中間歯欠損の場合	レストは欠損側に設定する。
❷ 遊離端の場合	レストは欠損側から見て遠い位置に設定する。
❸ 残存（現存）歯が少数の場合	レストはできるだけ多くの現存歯に設定する。
❹ 前歯部中間歯欠損の場合	遊離端の場合と同じに考え、レストは欠損側から見て遠い位置に設定する。

1 レストおよび間接維持装置の設定

<レストの設定>

基本原則からすると、遊離端である右側では、4| に欠損側より遠い位置である近心レストを、中間歯欠損である左側では、欠損側である |5 に遠心レスト、そして |7 には近心レストを設定しますが、本症例においては |7 の予知性に不安があったため、長期予後において |7 が欠損となった場合を考慮し、|5 には近心レストを設置する設計を行いました（症例5-1c）。

<インダイレクトリテーナーの設定>

インダイレクトリテーナー（間接維持装置）の設定に関しては、まず右側遊離端を考え、4| 近心レスト、そして |7 の近心レストを結んだ鉤間線を引き、この線に対し垂線を前方部に伸ばして、違和感の少なくかつ可及的に前方部である |3 にシンギュラムレスト状のインダイレクトリテーナーを設置し、また |7 欠損になった場合を考慮し 3| にもシンギュラムレスト状のインダイレクトリテーナーを設置しました（症例5-1d）。

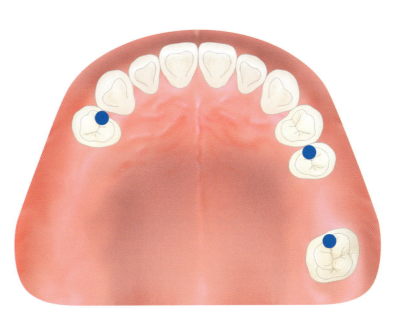

症例5-1c ■ レストの設定。

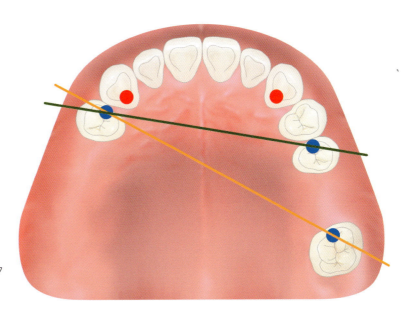

症例5-1d ■ インダイレクトリテーナーの設置。

2 フィニッシングラインの描記

フィニッシングライン、すなわちキャストフレームとレジン床部の境界線を描記します（症例5-1e）。

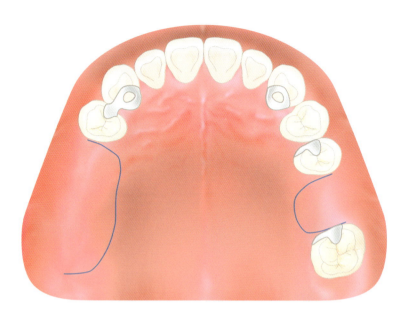

症例5-1e■フィニッシングラインの描記。

3 プロキシマルプレートとマイナーコネクターの描記

次に、欠損側現存歯隣接面部にプロキシマルプレートを、そしてレストおよびシンギュラムレストの脚部であるマイナーコネクター（小連結子）を設置していきます（症例5-1f）。

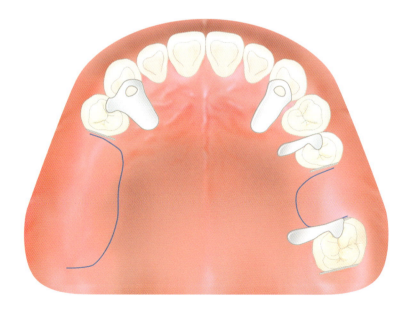

症例5-1f■プロキシマルプレートとマイナーコネクターの描記。

4 デンチャーベースコネクターとメジャーコネクターの描記

レジン床部の連結部であるデンチャーベースコネクターを設置した後に、すべての構成要素を繋ぐメジャーコネクター（大連結子）を設計していきます（症例5-1g）。

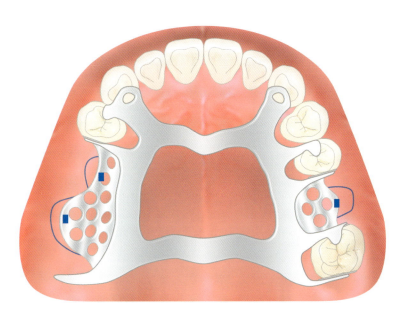

症例5-1g ■ デンチャーベースコネクターの一部とメジャーコネクターの描記。

5 リテイナー（直接維持装置）の描記

最後にダイレクトリテーナー（直接維持装置）を設計していきますが、本症例では4⏌、5⏌にはクラダビルI-barを、⏌7にはクラダビルI-barとレシプロケーター（拮抗腕）として舌側鉤を付与しました（症例5-1h）。

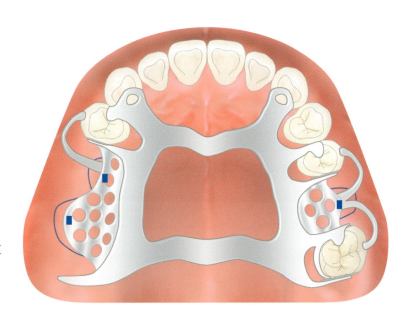

症例5-1h ■ リテイナー（直接維持装置）の描記。

2 マウスプレパレーション

　担当歯科医師による基本設計が完了したならば、次にその設計に基づいて歯科技工士によりマウスプレパレーションとしての歯冠修復物の製作が行われます。この際、前述したようにエナメル質を切削し犠牲にするわけですから、理想的なレストシート、ガイドプレーン、マイナーコネクターの立ち上がりなどが形成されなければなりません（症例5-1i～k）。

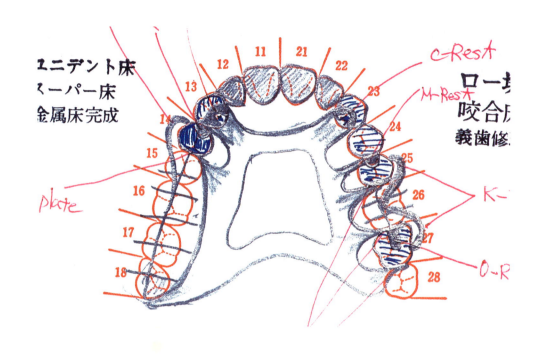

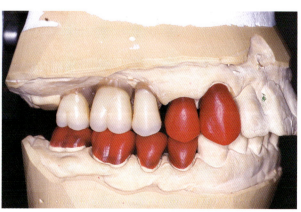

症例5-1i■基本設計に基づいて歯科技工士が製作したフルカンツァーのワックスアップ。最終的に使用する予定の人工歯を仮排列しながら行っていく。

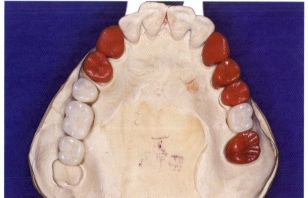

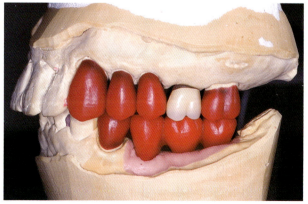

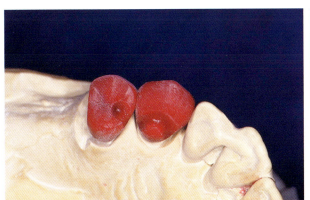
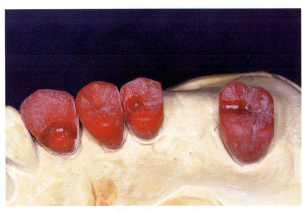

症例5-1j■ワックスアップした歯冠形態に、レストシート、ガイディングプレーンなどを付与していく。

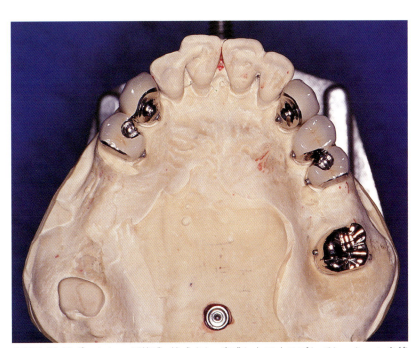

症例5-1k■ポーセレンが築盛、焼成され、完成したマウスプレパレーションを終えた歯冠修復(歯科技工士:狩野敦志氏による)。エナメル質を切削し犠牲とする以上、理想的なレストシート、ガイドプレーン、マイナーコネクターの立ち上がりなどが形成されなければならない。

3 キャストフレームの製作

マウスプレパレーションを施された歯冠修復を口腔内に装着した状態で、精密印象採得を行い、キャストフレーム製作のための作業模型を製作します。

キャストフレームの製作にあたり、まず行われることがキャストフレーム製作担当歯科技工士による構造設計です。構造設計とは、歯科医師によって行われた基本設計に基づき、使用する金属材料などを踏まえ、長期間にわたる力学的負担を考慮したキャストフレームの厚さ、幅などを決定することです（症例5-1l、m）。

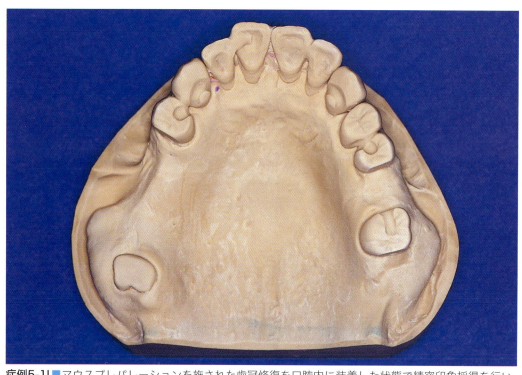

症例5-1l■マウスプレパレーションを施された歯冠修復を口腔内に装着した状態で精密印象採得を行い、製作されたキャストフレーム製作のための作業模型。

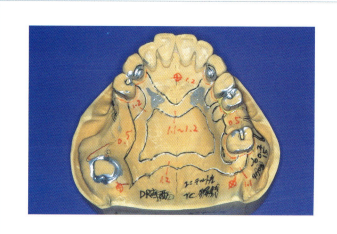

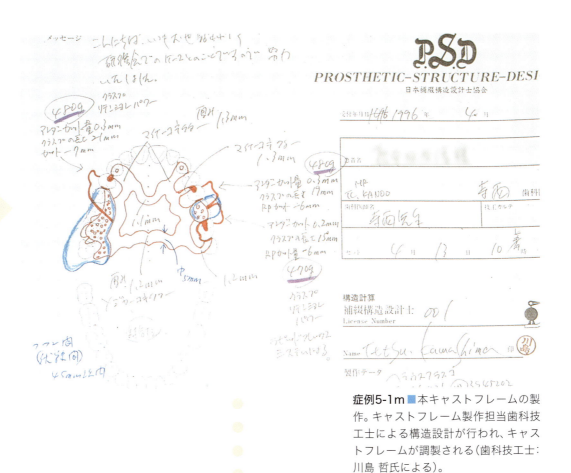

症例5-1m ■ 本キャストフレームの製作。キャストフレーム製作担当歯科技工士による構造設計が行われ、キャストフレームが調製される(歯科技工士:川島 哲氏による)。

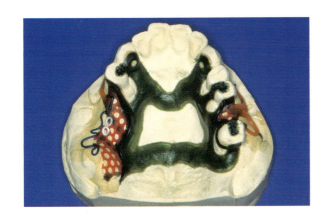
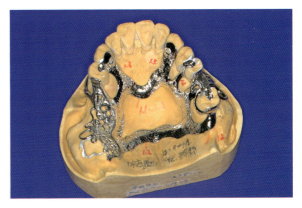

4 咬合採得〜最終義歯装着

　キャストフレーム完成後、キャストフレームを用いて咬合採得を行い、通法に従いながら最終RPDを製作、装着します。

　本症例においては、長期経過時の人工歯の摩耗を考慮し、咬合面をメタルにてビルドアップしたメタルオクルーザルとしました。もちろん、多数歯欠損遊離端症例において粘膜負担が増加するような症例においては、義歯床部辺縁に関してはボーダーモールディング（筋形成）による機能的印象採得が必要になります（症例5-1n、o）。

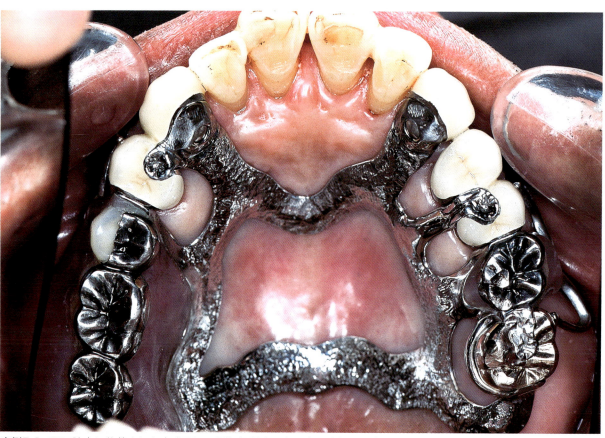

症例5-1n■口腔内に装着された完成RPD。長期経過時の人工歯の摩耗を考慮し、咬合面をメタルにてビルドアップしたメタルオクルーザルとした。

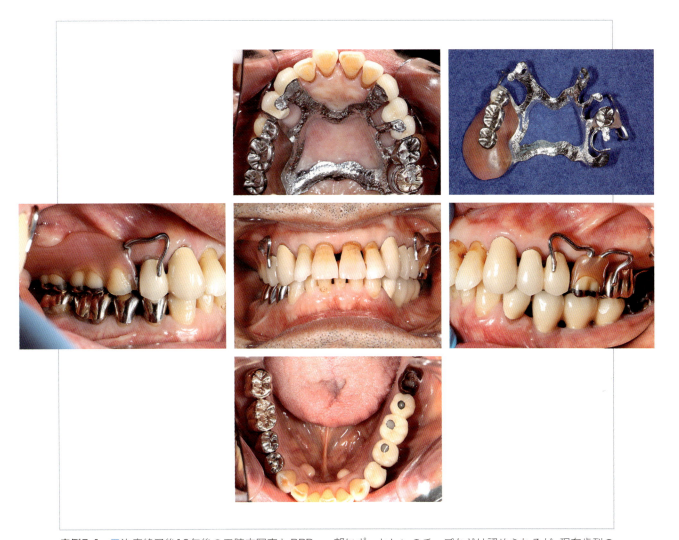

症例5-1o ■治療終了後19年後の口腔内写真とRPD。一部にポーセレンのチップなどは認められるが、現存歯列の保全は達成できている。RPDも19年間、破折などは一切認められない。

　欠損補綴症例成功のカギは、的確な診査、診断、治療計画に基づいた、さまざまなオプションの適応にあるといっても過言ではありません。これは、スポーツに例えるならゴルフと相通じるところがあるように思います。

　ゴルフは14本の異なった種類のゴルフクラブを駆使して、18ホールをラウンドしてトータルな打数で勝負を決めるスポーツです。ラウンドするゴルフコースの地形やレイアウト、そして風などの気象条件なども考え、1打1打、適正と思われるクラブを選択して行っていくことが重要で、さまざまなコース攻略法が存在します。欠損補綴においても同様で、症例ごとに適正な欠損補綴のオプションを選択、そして併用していくことが重要といえるのです。

Part 2

臨床例から学ぶ
10年以上天然歯を守るパーシャルデンチャーの治療戦略

▶ Part 2は症例を通じて治療戦略を学ぶページです

本書は、寺西邦彦先生によるPart 1の『欠損補綴を治療するための総論』と、12人の臨床家によるPart 2の『症例集』によって構成されています。ひょっとすると、読者のなかにはPart 2からご覧になっている方もいらっしゃるのではないでしょうか。かく言う私も、多くの書籍でそのような読みかたをしてきた1人です。Part 2から読み始めても、皆さんの臨床に役立つヒントを盛り込んでいます。

▶ Part 2のレイアウトについて

Part 2は、症例写真をできるだけ見やすいレイアウトになるように工夫しました。一般的に著される「初診→診査→診断→治療計画……」といった形式ではなく、思い切って治療終了時とその経過を1ページ目に配置しました。

また、ページ冒頭には欠損形態のシェーマを掲載し、一目でどのような欠損パターンなのかをわかっていただけるようにしました。各症例の補綴設計もシェーマで表現していますので、実際のケースを理解しやすいように工夫しています。

興味のある欠損形態、興味のある臨床家、実際取り組もうとしている症例に似ているなどなど、皆さんのシチュエーションに応じて活用いただきたいと思います。皆さんの臨床の参考にしていただくことが、編集に携わったものにとって最高の喜びです。

▶ RPD臨床をさらに深めるために

本書はRPDについてまとめた書籍ですが、Part 1の寺西先生による欠損補綴に関する治療の考えかたの解説は、RPDの治療に留まっていません。RPDを1つのオプションとして、さまざまな治療方法を読者が整理することができるようにまとめられています。

Part 1でもう一度頭を整理して、あらためてPart 2の各症例を見直してみましょう。そうすることによって、各臨床家がどのような工夫をこらし、それによってどんな効果が現れ、10年以上の経過が保たれているのかが浮かび上がってくるでしょう。

もちろんPart 1から丁寧に読み進んでいただければ、筆者らがどのように欠損補綴の治療に臨んでいるのかが手に取るように理解していただけると思います。当たり前ですが、RPDだけを考えて治療にあたることはありません。

RPDが苦手な先生、とても興味を持っている先生など、どんな先生が読まれてもご自身の臨床にプラスになるものと信じて編集を行っています。

本書をかたわらに置いて、大いに活用していただければ幸いです。

(飯沼 学)

CASE 01	【上顎両側遊離端欠損症例】 上下顎咬合崩壊患者に対して、上顎パーシャルデンチャー、 下顎クラウンブリッジにより咬合再構成を行った症例	中丸 潤
CASE 02	【上下顎両側遊離端欠損症例】 ２級傾向の強い重度歯周病患者の咬合崩壊症例に対して、RPDフレームに 配慮し、上下顎パーシャルデンチャーにより咬合再建を行った症例	倉嶋 敏明
CASE 03	【上顎前歯中間歯欠損を含む両側遊離端欠損症例】 少数歯残存咬合崩壊症例に対して、上顎パーシャルデンチャー、 下顎オーバーデンチャーにより咬合再建、咀嚼機能回復を行った症例	倉嶋 敏明
CASE 04	【上顎両側遊離端欠損症例】 病的歯牙移動を伴った咬合崩壊患者に対して、 歯周補綴とパーシャルデンチャーにて対処した症例	吉田 拓志
CASE 05	【上顎片側遊離端欠損症例】 上下顎部分歯欠損患者に対して、上顎パーシャルデンチャー、 下顎インプラントにより欠損修復補綴を行った症例	甲斐 久順
CASE 06	【上顎両側遊離端欠損症例】 ブラキシズムを伴う患者に対して、上顎パーシャルデンチャー、 下顎インプラント補綴にて咬合再構成を行った症例	新藤 有道
CASE 07	【下顎中間歯および両側遊離端欠損症例】 少数歯残存症例に対して、マグネットデンチャーとクラスプデンチャーで 対応した症例	甲斐 康晴
CASE 08	【上顎両側中間歯欠損症例】 臼歯部咬合支持欠損による2｣歯冠補綴装置破損に起因する審美障害に対して、 パーシャルデンチャーおよびインプラントを用いて審美性の改善を行った症例	米澤 大地
CASE 09	【上顎両側中間歯欠損症例】 上顎の片側に固定式インプラント上部構造を装着し、反対側の天然歯補綴物と パーシャルデンチャーで強固な二次固定を図った症例	船登 彰芳
CASE 10	【上顎両側遊離端欠損症例】 重度歯周疾患症例に対して、上顎に歯周外科・インプラント治療を行い 遊離端欠損を回避したパーシャルデンチャーを装着した症例	船登 彰芳
CASE 11	【上顎片側中間歯および片側遊離端欠損症例】 上顎右側大臼歯２本、左側小臼歯２本の欠損に対して、 リムーバブルパーシャルデンチャーを用いた症例	藤田 大樹
CASE 12	【下顎両側遊離端欠損症例】 上下顎咬合崩壊患者に対して、上顎フルデンチャー、 下顎パーシャルデンチャーにより咬合再構成を行った症例	飯沼 学
CASE 13	【下顎中間歯（前方遊離端）欠損症例】 エナメル上皮腫による下顎前歯部欠損症例	髙井 基普
CASE 14	【上顎中間歯（前方遊離端）欠損症例＆下顎両側遊離端欠損症例】 鉤歯への負荷を軽減するためのマウスプレパレーションに熟慮した症例	髙井 基普
CASE 15	【下顎両側遊離端欠損症例】 下顎両側遊離端欠損の低位咬合の患者に対して、４本のインプラントを用い ISRPDを行った症例	吉松 繁人

CASE 1　上顎両側遊離端欠損症例

上下顎咬合崩壊患者に対して、
上顎パーシャルデンチャー、下顎クラウンブリッジにより
咬合再構成を行った症例

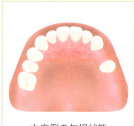
本症例の欠損状態

義歯完成時の状態（61歳）

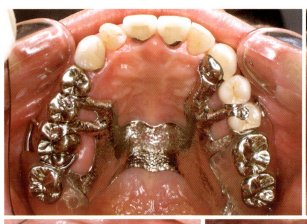
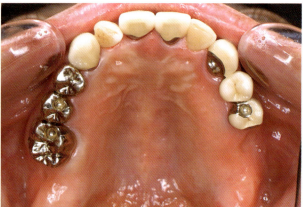
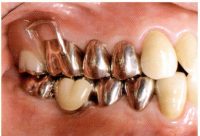
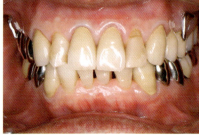
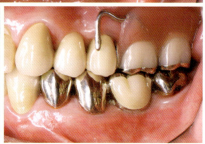
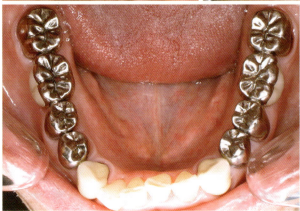

本設計のポイント

- 両側遊離端欠損であることから、6|、|5に近心レストを設置した。
- インダイレクトリテーナーとして5|に近心レスト、|3にシンギュラムレストを設置した。
- 6|、|5にIバーを、ガイドプレーンを6|、|5に設定した。
- 構造の複雑化を防ぐため、|3－5はブリッジによる処置を選択した。

CASE 01

上下顎咬合崩壊患者に対して、上顎パーシャルデンチャー、下顎クラウンブリッジにより咬合再構成を行った症例

施術者　中丸 潤

2001年、日本大学歯学部卒業。同年、寺西歯科医院勤務、現在に至る。日々の臨床を常に丁寧に行えるようにと心がけている。
掲載した義歯は卒後4年時に製作（31歳）。歯科技工物製作は藤田英宏氏（クラウン・義歯）、川島 哲氏（キャストフレーム）。

装着後12年の状態（73歳）

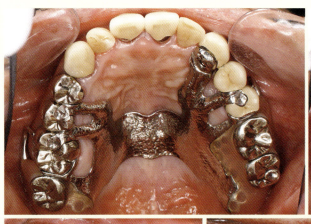
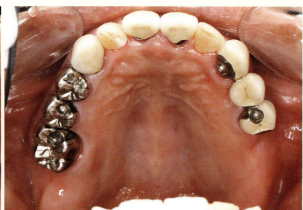
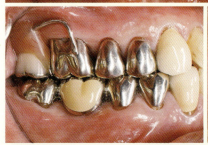
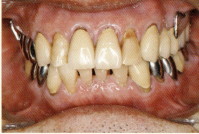
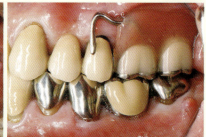
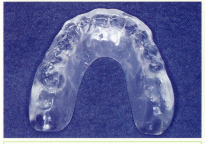
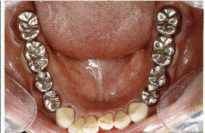
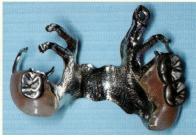

12年経過時の状態

- パーシャルデンチャー自体にはクラスプの破損などを認めないが、メタルオクルーザルには摩耗、摩滅を認める。
- 下顎ブリッジ部分にも摩滅が認められる。

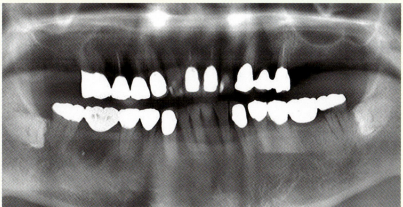

初診時の口腔内状況

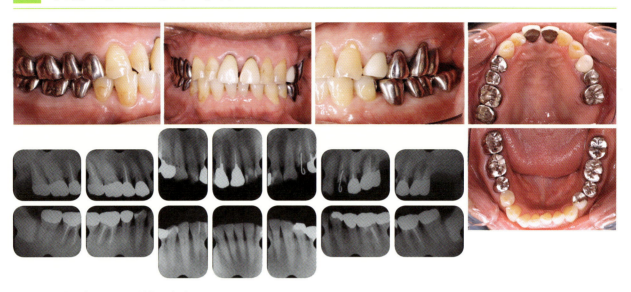

- 61歳男性。4╱クラウン脱離で来院。
- 7╱、4╱、6╱、╱6、╱6が歯根破折を起こしていた。
- 天然歯、補綴物に咬耗と摩滅を認め、咬合力の強さならびにパラファンクションが疑われる。

本症例の設計

● 補綴設計

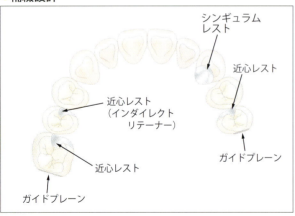

シンギュラムレスト
近心レスト
近心レスト（インダイレクトリテーナー）
ガイドプレーン
近心レスト
ガイドプレーン

● パーシャルデンチャーの設計

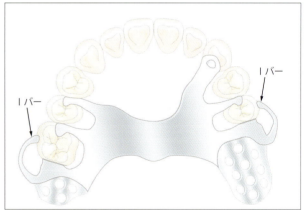

Iバー
Iバー

設計具現化のためのポイント
適切なマウスプレパレーションによるクラウンブリッジの装着

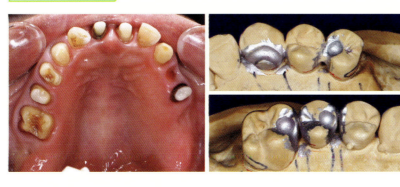

- キャストフレームを維持、安定させるためのマウスプレパレーションが施されている。
- レストが来るべき部分は、支台歯側にも適切な形成が施されている（最終的な義歯の設計を早い段階で決定している）。

生涯、天然歯を守るための本症例の戦略

リスク1 口腔内で安定していない義歯は残存歯にトラブルを起こす

【その対策】
▶ 残存歯の予知性を考慮した義歯の適切な設計、ならびにそれを安定させるためのマウスプレパレーションを行う。

リスク2 パラファンクション

【その対策】
▶ パーシャルデンチャーは就寝時も装着することが基本だが、本症例はパーシャルデンチャーを外した状態で装着するナイトガードを製作し、就寝時はそれを使用していただいている。

リスク3 人工歯の咬耗、摩耗によるバーティカルストップの欠如

【その対策】
▶ 上顎臼歯部人工歯をすべてメタルオクルーザルにすることで、咬耗や摩耗を起こしてもすぐにバーティカルストップが欠如しないよう配慮する。

▼

12年経過した今、その戦略は功を奏したか

パーシャルデンチャー自体には破折、クラックなどの異常所見は認めないが、メタルオクルーザルの部分にはわずかに咬耗、摩耗を認める。しかし、バーティカルストップが失われているわけではないので、経過観察としている。

また、ディスクルージョンをしっかりと得るために上下顎犬歯を補綴処置しているが、このことが臼歯部への負担を軽減することができた要因の1つではないかと考えている。

歯肉退縮を認める部分が出てきているので、根面う蝕などに注意していきたい。

若き臨床医に送る本症例からの 教訓

本症例のようにマウスプレパレーションをきちんと行い、パーシャルデンチャーを製作していくとなると、診査・診断、治療計画立案の段階から、明確なゴールを見据えて進めていかないとうまくいかないことになる。本症例は筆者がはじめて行ったパーシャルデンチャー症例だが、経験のない者でも一歩ずつ手順を踏んでいけば、このような結果が得られるのではないかと考える。

全顎に及ぶような処置は、1つ1つの処置がしっかりと行えているという前提のもと成り立っているということを常に思いながら、日々の診療を行っていくことが大切であろう。

CASE 02　上下顎両側遊離端欠損症例

2級傾向の強い重度歯周病患者の咬合崩壊症例に対して、RPDフレームに配慮し、上下顎パーシャルデンチャーにより咬合再建を行った症例

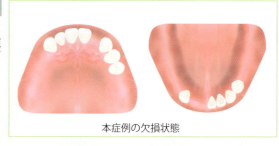

本症例の欠損状態

義歯完成時の状態（47歳）

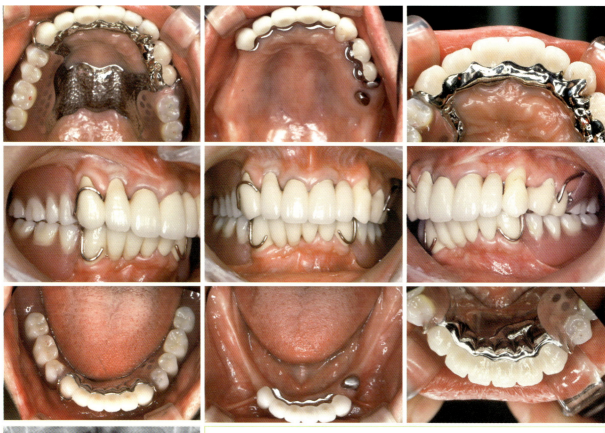

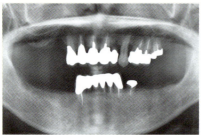

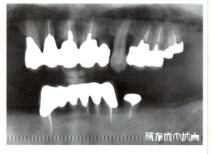

本設計のポイント

【上顎】

- 前歯は重度歯周炎および|2欠損のため、固定を兼ねて|2カンチレバータイプのブリッジで対処した。小臼歯も連結しマウスプレパレーションしている。
- クラウンには多段型のガイドプレーンおよびグルーブを付与し、義歯着脱方向の規制を行う。
- |3はインタクトのため削合していない。同部ガイドはメタルフレーム上を滑走するように設計した。
- 咬合関係は2級のため、下顎前歯切端が上顎前歯基底部の歯肉に噛み込む。そこでメタルプレートに咬合させるようにした。

【下顎】

- クラウンには多段型のガイドプレーンを付与し、義歯着脱方向の規制とブレーシング効果を期待する。
- メタルフレームを入れて堅牢に製作した。今後のリラインおよび辺縁調整を考慮し、レジンマージンとしてある。

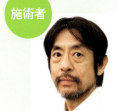

施術者　倉嶋 敏明

1985年、東京歯科大学卒業。慶應義塾大学医学部歯科・口腔外科学教室在籍。当初は口腔外科医を目指していたが、諸事情により1991年に新潟市で開業し、GPとなる。全顎的に診査し、対合関係、支台歯の健康度、義歯の挙動を考慮し、義歯および支台装置の設計に反映させることをモットーとしている。掲載症例は卒後14年時に製作（39歳）。クラウン・ブリッジおよび金属床義歯製作担当技工所はマスターズ。

装着後17年の状態（64歳）

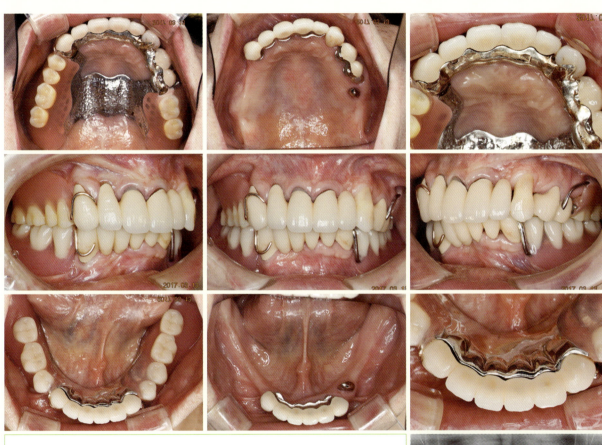

17年経過時の状態

- 17年間に2回、下顎のリラインを行った。また左側の白金加金ワイヤークラスプが破損し、Iバーに変更した。
- 人工歯の咬耗があり、咬合面硬質レジン歯のリペアを行った。
- 義歯メタルフレームの適合は良好である。
- 義歯の動揺はない。
- 支台歯歯頸部歯肉の退縮に伴い、クラウンマージンがやや露出しているが、支台歯に動揺、クラウンの脱離などは認めない。
- 患者の高い口腔衛生管理の意識に助けられ、歯周組織の炎症もなく経過している。

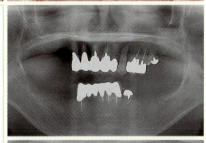

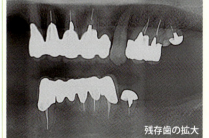

残存歯の拡大

CASE 02　2級傾向の強い重度歯周病患者の咬合崩壊症例に対して、RPDフレームに配慮し、上下顎パーシャルデンチャーにより咬合再建を行った症例

初診時の口腔内状況

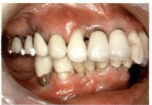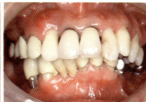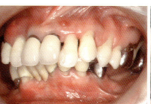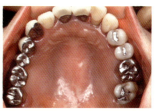

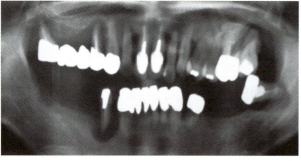

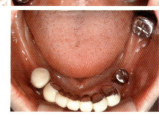

- 47歳女性。$\overline{4}$自発痛ならびに歯肉腫脹、動揺で近医を受診し、紹介にて来院した。
- 全顎に渡る進行した歯周炎で、保存不可能歯も複数認めた。
- 2級の咬合状態で下顎前歯切端が上顎前歯基底部の歯肉に噛み込み、咬合支持歯は左側小臼歯のみであった。
- 4年前に義歯を製作したものの、使用していなかった。

▼

本症例の設計

| 設計具現化のための ポイント① | 一次固定と二次固定、そして明瞭かつ精密なマウスプレパレーション |

| 設計具現化のための ポイント② | メタルフレームの設計を考慮に入れた咬合接触の均等化とブレーシング効果の強化 |

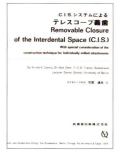

【上下顎ともに共通のポイント】

- 一次固定と左右で着脱を一方向に制御するガイドプレーンにより、義歯の挙動を可及的に抑える。
- 強固なメタルフレームで義歯のたわみをなくし、装着時の異物感の軽減と、できるだけ粘膜面を露出させる。

なお、にわかにこのような設計が浮かんだわけではなく、義歯設計で悩んでいた時に恩師から紹介された左の書籍からヒントを得た。

本書は「Gaernyは、歯周病によって拡大した歯間空隙と乳頭部歯肉の関係について考察し、すべての残存歯を通じて清掃困難な歯間空隙は可撤性のテレスコープ外冠部分で閉塞することを推奨している」という内容であるが、ここに紹介されていた症例のクラウンに付与されていた形状が義歯の挙動制御に有効ではないかと考えたのである。

余談となるが、スイスのインプラントの巨匠ウィリ・グルンダー先生のオフィスに伺った時、そこにもこの原著があったことを思い出す。

● 上顎の補綴設計

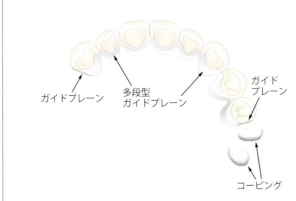

ガイドプレーン
多段型ガイドプレーン
ガイドプレーン
コーピング

● 上顎パーシャルデンチャーの設計

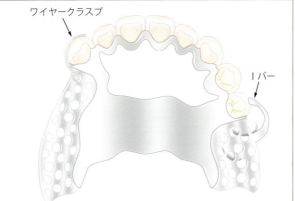

ワイヤークラスプ
Ｉバー

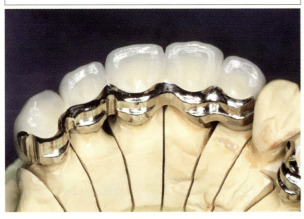

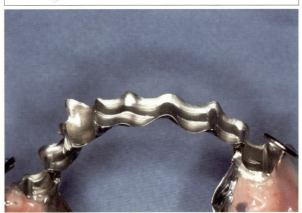

【上顎パーシャルデンチャーにおける設計のポイント】

- ２級の咬合で下顎残存歯切端は上顎前歯口蓋側歯肉に噛み込むため、メタルフレームに咬合接触を与えた。
- 一次固定と左右平行ガイドプレーンの付与で、義歯の挙動を可及的に制御した。
- パラタルストラップで可及的に薄く、強固なフレームワークでたわみを防止した。
- 左側の犬歯はインタクトトゥースのため削合も連結もしておらず、フリースタンディングである。犬歯ガイドを付与するとフレアーアウトしたり、動揺が進む可能性があるため、ガイド面にメタルフレームを添わせて、その部分に下顎犬歯が滑走するように配慮した。現在なら|2欠損ということもあり、より強固にするために連結して対応したかもしれない。
- |6は遠心頬側根の骨喪失が大きく、根分岐部病変もあったため、遠心頬側根のみ抜去し、近心頬側根と口蓋根はセパレーションしてコーピングした。

● 下顎の補綴設計

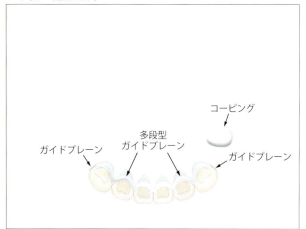

ガイドプレーン　多段型ガイドプレーン　コーピング　ガイドプレーン

● 下顎パーシャルデンチャーの設計

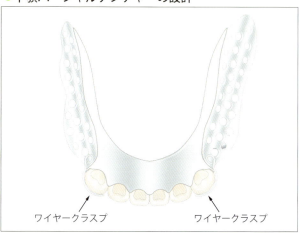

ワイヤークラスプ　ワイヤークラスプ

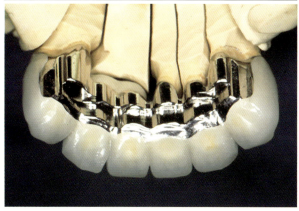

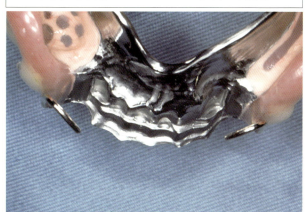

【下顎パーシャルデンチャーにおける設計のポイント】

- 下顎前歯はすでに補綴されており、2級傾向のため唇側に厚くレジン層を盛っていたことから形態にも不自然感があり、是正を必要とした。
- 1̄、2̄欠損のためブリッジワークとなるが、両側遊離端欠損ゆえやはり義歯の挙動を可及的に抑制する必要があり、上顎同様のガイドプレーンを付与した。
- 4̄はきわめて短い根であったが、歯周基本治療で動揺も収束したため、コーピングで義歯後方沈下に対するサポートを目的に保存した。

生涯、天然歯を守るための本症例の戦略

リスク 1　患者固有の咬合の不調和

【その対策】
▶歯冠修復の形態、義歯フレームの設計により、咬合接触の均等化を図る。本症例は2級咬合であり、残存歯数分の咬合接触はなく、左側小臼歯のみの咬合である。残存歯および義歯への咬合力負担を均等化するフレーム設計とした。

リスク 2　3 のフレアーアウト

【その対策】
▶3 はインタクトのため、削合せず利用した。動揺はないが歯槽骨の吸収で骨内歯根長が比較的短く、犬歯ガイドを与えるとフレアーアウトする可能性がある。そのため犬歯ガイド面にメタルフレームを乗せて、その上を滑走させた。

リスク 3　連結支台歯の二次う蝕発症ならびに歯周炎の再発

【その対策】
▶徹底した歯周基本治療および治療終了後の患者自身の口腔衛生管理の確立が必須である。メインテナンス時のPMTCの継続だけではなく、治療開始時から最終補綴に至る間に、患者の口腔健康に対する意識を高めるよう働きかけた。

17年経過した今、その戦略は功を奏したか

患者固有の咬合不調和（2級傾向により前歯部が咬合していない）に対し、フレーム設計に配慮して咬合力の分散を図ったことが、長期に安定する結果を生んだものと推察する。しかし、一方でこのような設計はフレームの破損が起こった場合、大きく再治療介入が必要となるリスクもある。本症例は患者の咬合力の弱さも幸いしているのかもしれない。

治療前の咬合崩壊状態と、咬合再建治療ならびにその後のケアについて詳細な説明をしたところ、患者の理解が得られた。治療過程から治療後のメインテナンスまで、一貫して同じゴールおよび口腔健康の維持を共有できたことも成功に導けた要因であろう。

現在継続中のメインテナンス時にも義歯設計の意義を時々説明し、その効果と経過を再確認していただいている。

若き臨床医に送る本症例からの 教訓

咬合再建治療が必要で、かつ残存歯の対合関係に問題がある場合、その補綴設計に難渋することがある。矯正治療で適正な歯の配置を構築することも有効な方法であるが、場合によってはアンカーがなく、大きく侵襲を強いる対処（インプラントアンカーや矯正用プレートの埋入など）が必要となる。状況によっては、補綴設計で対処しなければならないこともある。

また、インタクトな天然歯をできるだけ削合しないことは当然配慮すべき重要事項であるが、パーシャルデンチャー症例の長期予後は義歯の存続のみならず天然歯の存続が大きく関わる。それは取りも直さず義歯挙動の制御に通ずる。必要に応じた積極的なマウスプレパレーションは一口腔の健康維持に有用な場合もあり、パーシャルデンチャーの設計にはそれら複雑な力学的な関係を考慮して当たるべきであろう。

CASE 03　上顎前歯中間歯欠損を含む両側遊離端欠損症例

少数歯残存咬合崩壊症例に対して、
上顎パーシャルデンチャー、
下顎オーバーデンチャーにより咬合再建、
咀嚼機能回復を行った症例

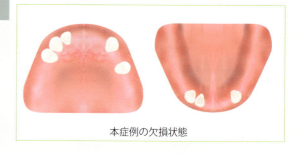

本症例の欠損状態

義歯完成時の状態（69歳）

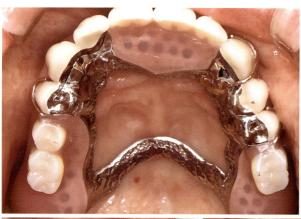
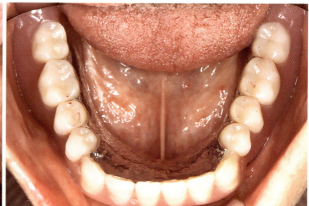

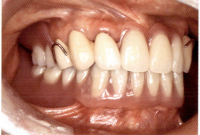
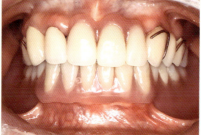
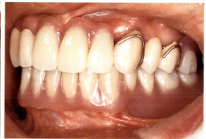

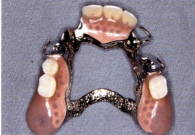
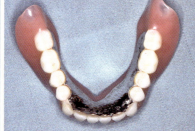

本設計のポイント

【上顎】

- 少数歯残存であるが、下顎がフルデンチャー（オーバーデンチャー）であること、支台歯が左右に配置されていること、歯根の骨植が比較的よいことから、クラウン・ブリッジとした。
- 連結による一次固定、ならびに左右のガイドプレーン付与による義歯着脱方向の規制とブレーシングおよび二次固定効果により、少数歯支台歯の力学的安定化を図っている。

【下顎】

- メタルフレームを入れて堅牢に製作している。
- 今後のリラインおよび辺縁調整を考慮し、レジンマージンとしてある。

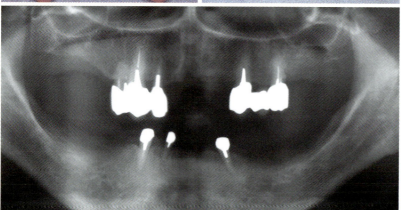

CASE 03

少数歯残存咬合崩壊症例に対して、上顎パーシャルデンチャー、下顎オーバーデンチャーにより咬合再建、咀嚼機能回復を行った症例

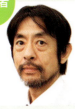

施術者

倉嶋 敏明

1985年、東京歯科大学卒業。慶應義塾大学医学部歯科・口腔外科学教室在籍。当初は口腔外科医を目指していたが、諸事情により1991年に新潟市で開業し、GPとなる。全顎的に診査し、対合関係、支台歯の健康度、義歯の挙動を考慮し、義歯および支台装置の設計に反映させることをモットーとしている。掲載症例は卒後14年時に製作(39歳)。クラウン・ブリッジおよび金属床義歯製作担当技工所はマスターズ。

▶ 装着後18年の状態(88歳)

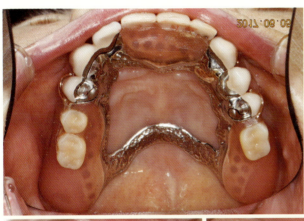
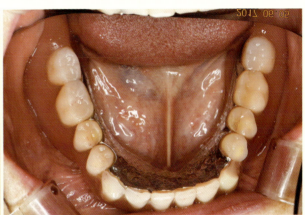

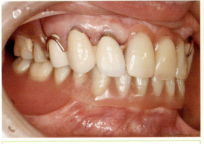
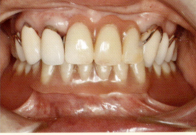
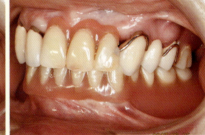

18年経過時の状態

- レジン床、人工歯にやや劣化ならびに咬耗が見られるものの、支台装置に対するメタルフレームの適合に問題はない。
- 義歯の動揺もない。
- 支台歯歯頸部歯肉の退縮に伴いクラウンマージンがやや露出しているが、支台歯に動揺、クラウンの脱離などは認めない。
- 患者の高い口腔衛生管理の意識に助けられ、歯周組織の炎症はなく経過している。

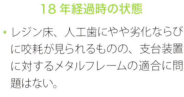
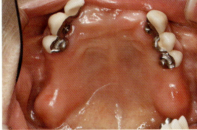
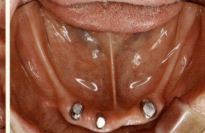

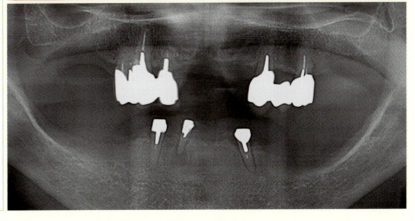

初診時の口腔内状況

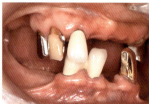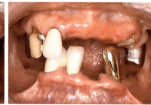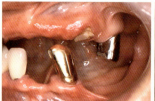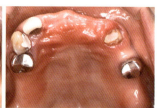
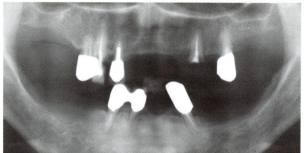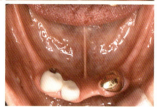

- 69歳女性。支台歯の破折と義歯の不安定による咀嚼障害を主訴に受診。
- 上下顎ともに少数歯残存で、既存義歯は不安定を呈す。上顎残存歯の骨植は比較的よい。しかし下顎左側犬歯は近心傾斜し、動揺を認める。
- 咬合支持は右側側切歯、左右側犬歯の3歯であるが、|3歯冠破折により、実態としては右側に偏在した側切歯と犬歯の2歯のみである。

本症例の設計

● 補綴設計

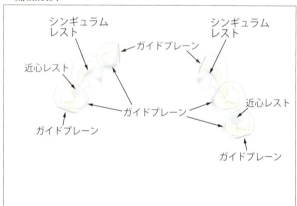

● パーシャルデンチャーの設計

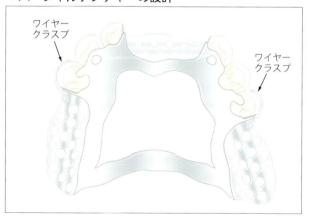

> **設計具現化のためのポイント**
> 一次固定と二次固定、そして明瞭かつ精密なマウスプレパレーション（設計順序：把持・支持・維持）

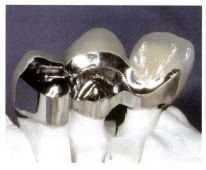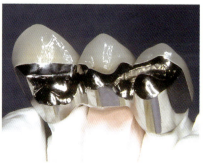

- 支台歯が左右に配置されていること、犬歯が残存していることの利を有効に利用する。
- 一次固定と左右平行ガイドプレーンの付与で、把持効果を最大に引き出し、義歯の挙動を可及的に制御＝支台歯へのストレス減少を図る。
- 堅牢なフレームでたわみを防止しつつも、粘膜面を大きく解放して粘膜の感覚を侵害しないようにし、快適性を担保する。

生涯、天然歯を守るための本症例の戦略

リスク1 残存歯のさらなる喪失

【その対策】
▶ 残存歯の健康度、配置、対合関係から支台装置の設計を検討する。少数歯残存の場合、これ以上歯を喪失しないように、なおかつ義歯の挙動制御に有効な設計とするために、個々の歯の条件のみならず一口腔での三次元的配置を考慮する。

リスク2 義歯の破損および適合不良

【その対策】
▶ 支台装置とパーシャルデンチャーメタルフレームの適合精度が義歯の挙動制御には重要である。クラウン・ブリッジ取り込み印象による精度の高い義歯製作を推奨する。それにより支台歯の位置移動、義歯の不適合化を抑制することができる。

リスク3 避けられない経年変化（補綴装置、生体ともに）

【その対策】
▶ 患者の骨格、咬合力など個々の顎口腔系条件により、経時・経年変化に違いが出る。厳重に観察して適切な時期に適切な対処を見極める。

▽

18年経過した今、その戦略は功を奏したか

　結論から言うと、十分に功を奏したと思っている。上下顎ともに義歯の再製作はなく、また歯の喪失も食い止め、18年間問題なく過ごしていただくことができた。

　本症例では支台歯が左右に配置され、なおかつ犬歯が残存していたことが幸運であった。このような残存形態では、少数歯でも強固な一次固定と、適切なマウスプレパレーションによる義歯の挙動を制御した二次固定の効果が、咬合の安定と歯の保存に寄与する。

　上顎クラウン・ブリッジで対応した歯については、経年変化による歯肉退縮のため歯頸部マージンが露出してきており、根面う蝕のケアが必要である。

　近年、フレイルの前段階にオーラルフレイルが発症するとの概念が持ち上がっているが、本症例も適切な咀嚼機能の再現が、88歳の現在まで矍鑠と生活されていることに大いに効果があったと確信している。

若き臨床医に送る本症例からの 教訓

　欠損補綴を考える際は、その症例が置かれている欠損歯列の形態や難易度、支台歯の健康度にも目を向けなければならない。さらに患者個々の顎口腔系の特徴（咬合力の強弱、骨格など）をも見極めていく臨床眼が必要である。

　パーシャルデンチャーの設計は千差万別でありながら、その設計にはそれぞれの術者の考えが反映されている。個人の経験する症例には限界がある。ぜひ先達たちのたくさんの症例から学んでいただきたい。

CASE 04　上顎両側遊離端欠損症例

病的歯牙移動を伴った咬合崩壊患者に対して、歯周補綴とパーシャルデンチャーにて対処した症例

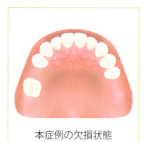

本症例の欠損状態

義歯完成時の状態（65歳）

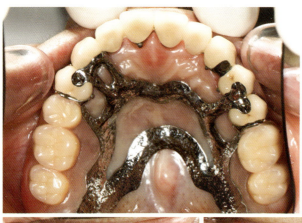
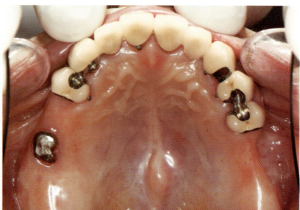
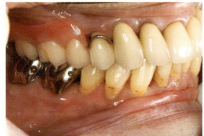
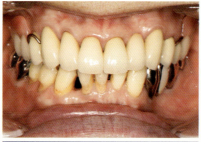
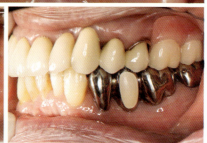
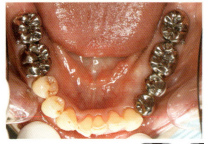
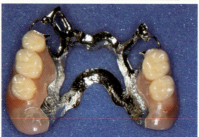
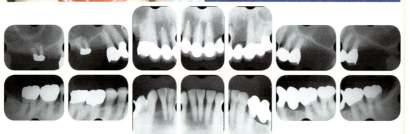

本設計のポイント

- 両側遊離端欠損なので、4|、|5に近心レストを設置した。

- |3のシンギュラムレストと|4遠心レストは、支持としてだけではなくインダイレクトリテーナーとしての役割も果たす。本来、フルクラムラインを考えると、|3にシンギュラムレストを設置したほうがインダイレクトリテーナーとしての効果は高いが、キーアンドキーウェイがあるため、|4に設置することとした。

- 4|、|5に設置するガイドプレーンは、お互いが平行にならないようにすることで、ブレーシングの効果を期待する。

CASE 04

施術者 吉田 拓志

1998年、九州歯科大学卒業。同年、寺西邦彦先生に師事。2005年、東京都大田区にて開業。信頼してくれた患者になるべくやり直しの少ない臨床を提供したいと考え研鑽を積んでいる。長期的に安定するパーシャルデンチャーの成功の条件は、残存歯の予知性を考え、適切な歯周治療、根管治療を行い、力学的に考察された基本設計とマウスプレパレーション、適合精度のよいキャストフレームを製作することと考えている。掲載症例は、卒後10年時に製作（34歳）。歯科技工物製作は、関 克也氏（クラウン・義歯）、川島 哲氏（キャストフレーム）。

病的歯牙移動を伴った咬合崩壊患者に対して、歯周補綴とパーシャルデンチャーにて対処した症例

▶ 装着後10年の状態（75歳）

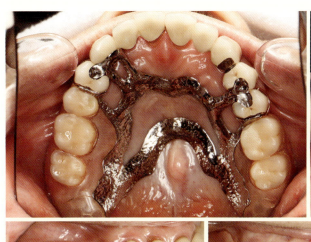
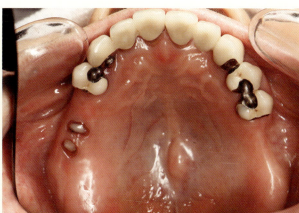
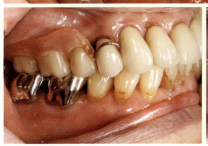
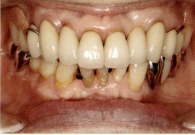
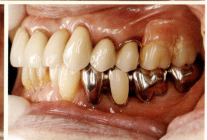
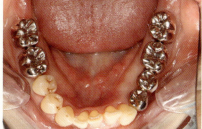
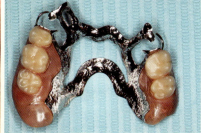

10年経過時の状態

- 術後5年目に右側のワイヤークラスプが破損し、修理した。その後は特に問題はない。
- |5のポーセレンのチップ、6|の歯根破折に伴うコーピングの脱離は、ともにコンポジットレジンによりリペアした。
- これからは上顎前歯部のリセッションに伴う根面う蝕の予防、人工歯の摩耗への対処（メタルオクルーザルへの置換）を考えなければならない。

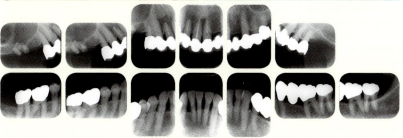

初診時の口腔内状況

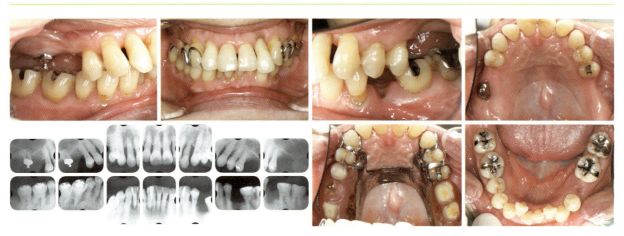

- 64歳女性。「左下の歯が自然に取れた。前歯もぐらぐらしている」を主訴に来院。
- ⌊5は歯周病により自然脱落し、抜歯窩はすでに治癒してきている。全顎的に歯周組織の破壊を認め、予後不良歯も存在する。上顎前歯部のフレアーアウト、下顎臼歯部の挺出などに伴う咬合平面の乱れを有する。
- 上顎の義歯には、咬合面の摩耗および破損が認められた。

本症例の設計

● 補綴設計

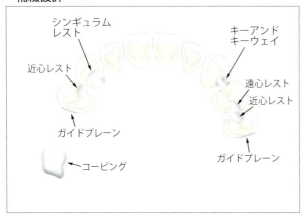

シンギュラムレスト / キーアンドキーウェイ / 近心レスト / 遠心レスト / 近心レスト / ガイドプレーン / コーピング / ガイドプレーン

● パーシャルデンチャーの設計

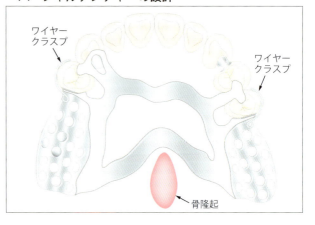

ワイヤークラスプ / ワイヤークラスプ / 骨隆起

設計具現化のための ポイント　適切なマウスプレパレーションを行うための支台歯形成

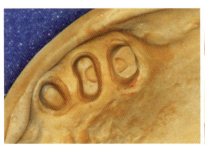
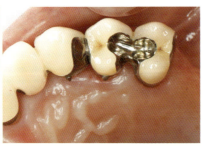

- 模型を確認すると、レストの来る部位が深めに支台歯形成されていることがわかる。
- 適切なマウスプレパレーションを行うためには、支台歯形成から配慮することが必要である。

生涯、天然歯を守るための本症例の戦略

リスク 1　歯を失った原因を考えずに、欠損補綴を行う

【その対策】
▶ 歯を失った主たる原因は歯周病と考えられるが、フレアーアウトに伴うアンテリアガイダンスの不調和、不適切な義歯によるバーティカルストップの欠如のような力のコントロールができていないことも付加的な原因と考えられ、それらの改善を行わなければならない。

リスク 2　歯根破折

【その対策】
▶ フレアーアウトの是正のための矯正治療後、動揺が残り、かつ後戻りを認めたため、歯周補綴を行った。生活歯はすべて数か月にわたり何度かに分けて形成を行ったが、歯髄症状が出てしまった 1|1 2 に根管治療を行った。本症例の最大の反省点の1つである。歯根破折予防のためにも、なるべく生活歯のままで治療を行いたい。

リスク 3　複雑なメインテナンス

【その対策】
▶ 患者も高齢であることから、清掃器具の種類をあまり多くしたくない。修復を行った部位は歯間ブラシのサイズを統一するように歯科技工士に伝えた。

10年経過した今、その戦略は功を奏したか

現在、術後10年経過した。細かいトラブルはあるものの1本の歯も失うことはなく、残存歯列は治療終了時と変わらず維持されている。歯周治療として確実な炎症のコントロールを行ったこと、力のコントロールとしてプロビジョナルレストレーションで確認された咬合様式、顎位を的確に最終補綴装置に反映できたことが功を奏している。もちろん、バーティカルストップの役割を担うパーシャルデンチャーの適切な設計も重要な要素の1つである。

幸いにも歯根破折はコーピングで残した 6| のみであったが、パーシャルデンチャーの人工歯の摩耗に伴う、失活歯である 1|1 2 への負担増に注意をしなければならない。いずれ人工歯はメタルオクルーザルへの変更も考えなければならない。

清掃に関しては、歯科衛生士の指導もよく、術後あまり苦労をしていないようだった。しかし最近は歯肉のリセッションに伴う根面う蝕に対する予防として、ブラッシング圧のコントロールや定期的なフッ化物塗布などを行っている。

若き臨床医に送る本症例からの 教訓

「パーシャルデンチャーを装着すると、残存歯が順次失われる」としばしば聞くことがあるが、これは適切な前処置に基づいたパーシャルデンチャーが製作されていないことに起因すると思われる。残存歯、特に鉤歯の予知性を考え、適切な歯周治療、根管治療を行い、力学的に考察された基本設計とマウスプレパレーション、適合精度のいいキャストフレームが製作されることで、長期的に安定するパーシャルデンチャーが実現すると思われる。

もちろん、継時的な変化に対処するためにもメインテナンスが欠かせないのはいうまでもない。歯科医師、歯科技工士、歯科衛生士のチームアプローチが長期的な口腔内の安定には必須である。

CASE 05　上顎片側遊離端欠損症例

上下顎部分歯欠損患者に対して、
上顎パーシャルデンチャー、下顎インプラントにより
欠損修復補綴を行った症例

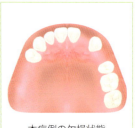

本症例の欠損状態

義歯完成時の状態（58歳）

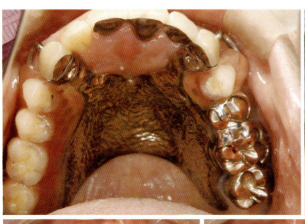
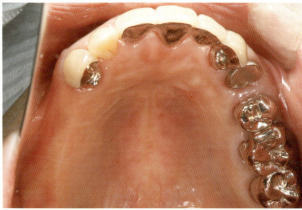
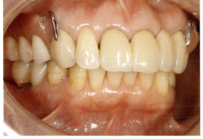
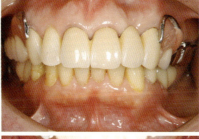
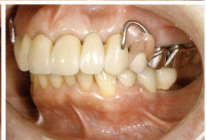
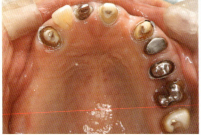
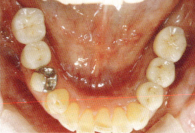
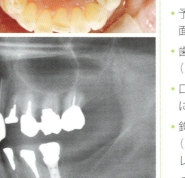

本設計のポイント

【対合（天然歯、インプラント）を考慮すると、上顎右側粘膜と上顎左側臼歯が受ける咬合力をどのように分散させるかが、鉤歯を守る鍵となる】

- 予後不良歯（|4）は支持のための根面板とした。
- 歯周支持組織が少ない歯は連結固定（|5 6 7）とした。
- 口蓋はできるだけ広い面積のたわみにくい金属床で覆った。
- 鉤歯は長軸方向へ受けるレスト設計（シンギュラムレスト、オクルーザルレスト）とした。
- 3|、|3遠心、|4近心にガイドプレーンを設けた。
- 3|3は側方力を極力回避した緩圧型リテーナー装置とした。

施術者

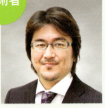

甲斐 久順

1993年、長崎大学歯学部卒業。1997年、開業。2001年、寺西邦彦先生コース（Removable Partial Prosthodontics）受講。包括的歯科治療を心がけて日々の診療に取り組んでいる。掲載した症例は卒後10年時に製作（36歳）。歯科技工物製作は、松本誠一氏（クラウンブリッジ）、岩下政秀氏（パーシャルデンチャー）。

▶ 装着後14年の状態（72歳）

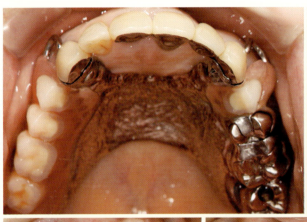
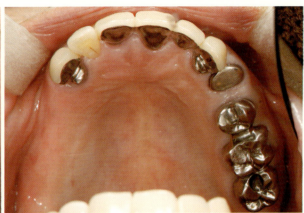
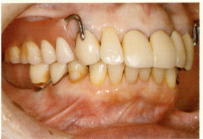
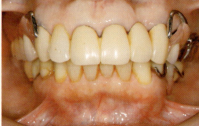
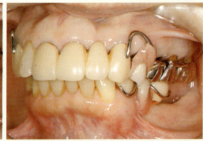
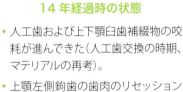
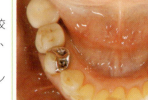
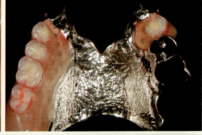
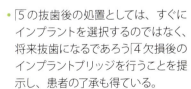

14年経過時の状態

- 人工歯および上下顎臼歯補綴物の咬耗が進んできた（人工歯交換の時期、マテリアルの再考）。
- 上顎左側鉤歯の歯肉のリセッションが進んだ（抜歯をいつ行うか？）
- 「5の抜歯後の処置としては、すぐにインプラントを選択するのではなく、将来抜歯になるであろう「4欠損後のインプラントブリッジを行うことを提示し、患者の了承も得ている。

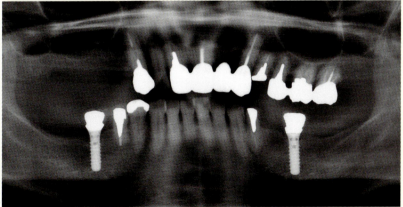

初診時の口腔内状況

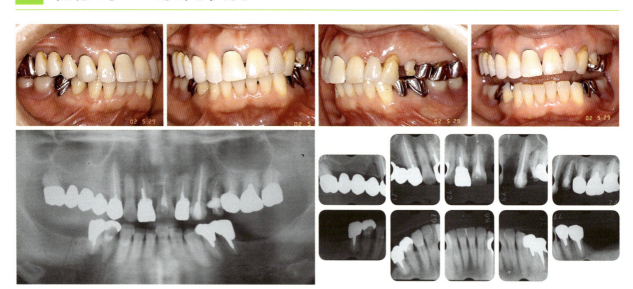

- 57歳女性。「左上の歯が欠けた」を主訴に来院。
- 上顎右側には無理な設計のブリッジが装着されており、7|は保存不可能であった。
- |4 6は歯周組織の破壊が著明であり、|6には根分岐部病変を認めた。
- |2は歯肉縁下う蝕が深く、保存不可能であった。
- 診査の結果、上顎は近い将来に両側の遊離端欠損になることが予想された。

本症例の設計

● 補綴設計

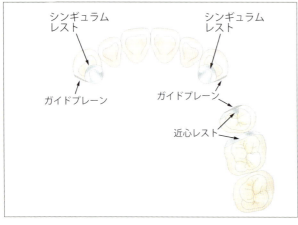

● パーシャルデンチャーの設計

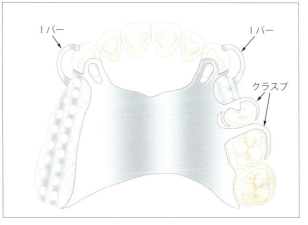

設計具現化のためのポイント
治療中の咬合の確保と最終補綴の参考となる暫間義歯

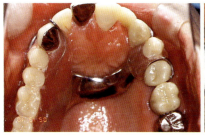
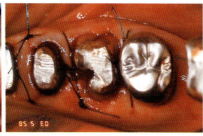

- 患者は上顎の義歯をはじめて装着するため、許容できるかどうか、暫間義歯にて確認する。
- また暫間義歯は、設計の参考となる。
- 上顎左側は歯周外科を行い、鉤歯としての予後の判断を行った。

生涯、天然歯を守るための本症例の戦略

リスク1　対向関係による鉤歯の破壊、喪失

【その対策】
▶個々の患者の咬合様式、すなわち対合が可撤性義歯（粘膜支持）か、天然歯あるいはインプラントかによって（つまり加圧の様式によって）、義歯床や鉤歯のデザイン、設計をする必要がある（※本症例の設計を参照）。

リスク2　歯周支持組織の減少による鉤歯の破壊

【その対策】
▶特に鉤歯の歯周組織の状態と歯冠歯根比は、連結固定を行う判断材料となる。

リスク3　炎症による鉤歯の破壊、喪失

【その対策】
▶まず清掃しやすい補綴物を製作し、メインテナンスを徹底させることで、細菌による炎症を抑制する。

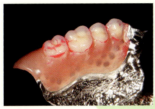 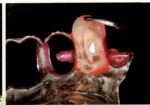 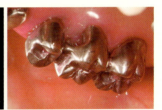

14年経過した今、その戦略は功を奏したか

上顎左側の鉤歯が14年間維持できているのは、歯周外科治療と連結固定が功を奏したと判断してよいだろうが、上顎メタルに対して下顎ハイブリッドが早期に咬耗したことも大きな一因である。ただし、時期の差はあっても今後上顎左側臼歯が喪失していくことは間違いないであろう。

そのことをあらかじめ患者に説明し、義歯設計の際に将来増歯しやすいような口蓋床の設計を行っている。今後時期が来たら、抜歯後に人工歯の増歯を行い、両側遊離端義歯として蘇らせることで、この義歯は本当の成功を迎えるといえるだろう。

若き臨床医に送る本症例からの　教訓

本症例でもっとも難しいのは、抜歯の判断である。初診時のデンタルエックス線写真を見ると、上顎左側臼歯が14年間鉤歯として機能するとは思わないだろう。どれくらいもつのか予測は難しいが、「抜歯になった際、次の手をどう打つか」ということを考えるおもしろさはある。

まず個々の歯を守るための基礎的なテクニックを身につけた上で、包括的な診断と将来の予測ができるようになれば、患者からの信頼を得ることができ、自信を持って歯科医療に従事できるのではないだろうか。

CASE 06　上顎両側遊離端欠損症例

ブラキシズムを伴う患者に対して、
上顎パーシャルデンチャー、下顎インプラント補綴
にて咬合再構成を行った症例

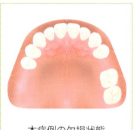

本症例の欠損状態

義歯完成時の状態（56歳）

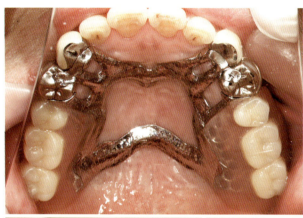
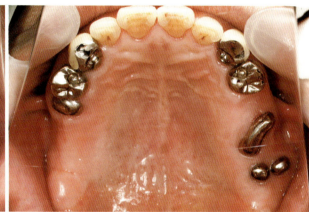
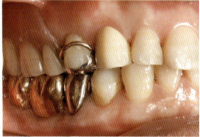
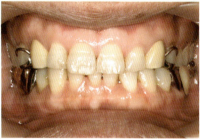
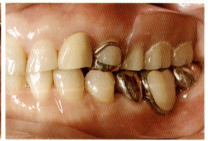
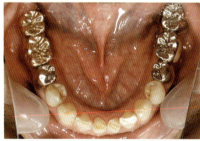
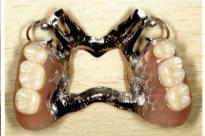
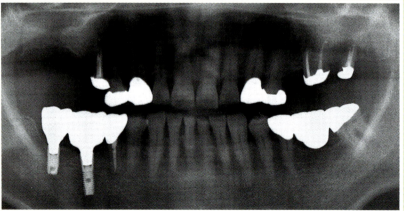

本設計のポイント

- 5|、|6 7の残根をコーピングとして残し、遊離端欠損のデンチャーの支持性の助けとした。
- レストは最遠心部の鉤歯の4|、|4の近心レストとし、3|、|3のシンギュラム（基底結節）レストをインダイレクトリテーナー（間接維持装置）とした。
- 義歯のガイドプレーンは、4|、|4の遠心（遠心から口蓋側に抱え込むような形にしている）と、レストのマイナーコネクター部に設置している。ガイドプレーンを多面に設置することで、把持効果を増す。
- 夜間のブラキシズムへの対処として、義歯を外した状態で装着できるプロテクションスプリント（コーピングにも支持を持たせている）を装着した。

| 施術者 | 新藤 有道 |

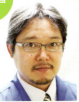

1998年、日本大学松戸歯学部卒業。2004年、東京都千代田区にて開業。包括的な診査・診断のもと、歯科医師・歯科衛生士・歯科技工士・患者で構成されるチームで情報を共有し、包括的な治療を行うことで、患者に長期的な健康維持を提供したいと考えている。掲載した症例は、卒後6年時に製作（31歳、開業した年）。歯科技工物製作は、藤田英宏氏（クラウン・義歯）、川島 哲氏（メタルフレーム）。

CASE 06 ブラキシズムを伴う患者に対して、上顎パーシャルデンチャー、下顎インプラント補綴にて咬合再構成を行った症例

▶ 装着後10年の状態（66歳）

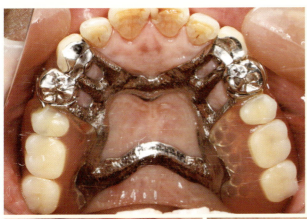
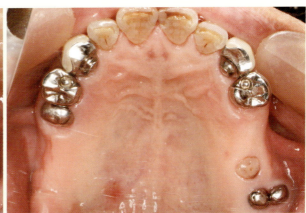
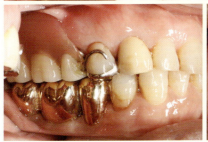
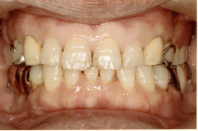
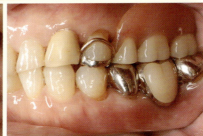

10年経過時の状態

- 7年後に 5| が歯根破折により抜歯になり、インプラント補綴で修復した。
- 9年目に |6 残根の近心根が二次う蝕により抜歯になった。
- 夜間に必ずプロテクションスプリントを使用していたためか、人工歯の咬耗はわずかしか見られなかった。
- 8年目に 4| 部のクラスプ破折をワイヤーで修理し、10年目に修理部のレジンが欠けたとして来院した。
- 3〜6か月おきのメンテナンスには必ず来院しており、臼歯メタルクラウンに現れるシャイニングスポットを頼りに咬合調整を数回行ってきた。
- プロテクションスプリントは毎夜つけることが習慣になっており、10年間に3回再製作を行った。咬耗により薄くなり壊れてきたら修理している。

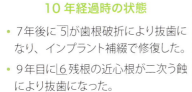
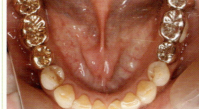
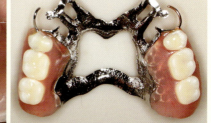
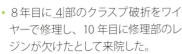
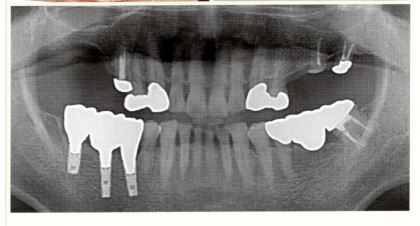

初診時の口腔内状況

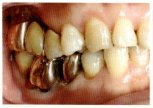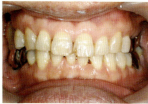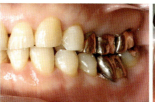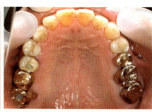

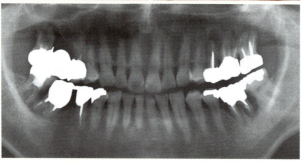

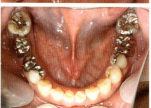

- 55歳男性。上顎右側臼歯の咬合痛を訴え来院。
- これまでも臼歯の補綴物のやりかえをくり返しており、補綴歯の咬合性外傷や歯根破折、根尖病変などの影響により要抜去歯が多数ある。
- 前歯の咬耗が著しく臼歯補綴物の干渉が起きていた。

本症例の設計

● 補綴設計

● パーシャルデンチャーの設計

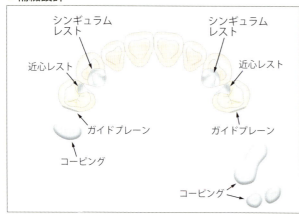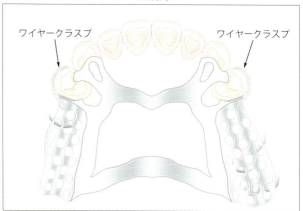

設計具現化のための ポイント　鉤歯の予知性を判断し、必要以上に連結しない

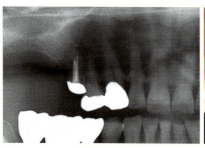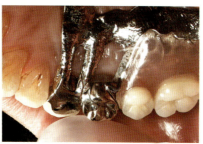

- 脆弱な歯はできれば鉤歯にせず、コーピングにする。
- 動揺度の違う歯を連結すると、揺れないほうの歯に力が集中し、セメントのウォッシュアウトや、失活歯の場合は歯根破折などを引き起こしやすい。

生涯、天然歯を守るための本症例の戦略

リスク1 鉤歯の配置によっては義歯の挙動が抑えられず、鉤歯にダメージをもたらす

【その対策】
- 鉤歯はできれば生活歯か、残存歯質が十分な失活歯が望ましい。鉤歯がなくなると義歯の設計が変わり、大掛かりなやり直しになりやすい。また予後不良な歯であっても、クラウンやブリッジの支台歯としてではなくコーピングとして残せるならば、歯周外科などをしてでも残す。これにより支持性が増し、義歯の沈み込みを防ぐ。

リスク2 鉤歯の不必要な連結により、鉤歯のセメントのウォッシュアウトなどのトラブルが起きる

【その対策】
- 動揺度の違う歯の連結は、動かないほうの歯にトラブルが起きやすい。メタルフレームとミリングクラウンが作り出す二次スプリント固定を期待し、ロウ着などの連結を極力避けることが望ましい。

リスク3 ブラキシズムにより補綴歯にトラブルが起きる

【その対策】
- 治療の過程で臼歯部の干渉を除去しても夜間のブラキシズムが続くようならプロテクションスプリントを使用する。ただし、基本的にパーシャルデンチャーは就寝時に装着したままがセオリーである。義歯の上からのプロテクションスプリントや、本症例のように欠損部もサポートできるようなプロテクションスプリント（右）を使用する。

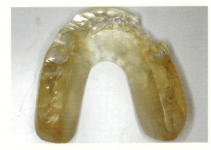

10年経過した今、その戦略は功を奏したか

失活歯である⑤の破折によりインプラントの追加を行ったが、他の部分には大きなトラブルは出ていない。

欠損補綴は歯を失った原因を見極め、それを治療過程において排除し、的確な咬合再構成がなされていることが重要である。上記の戦略も治療過程での再評価の結果、明らかになったものである。

術前の見極めより導き出された治療計画、初期治療による原因除去と環境改善、そして順序だった治療こそが、パーシャルデンチャーなどの欠損補綴には重要である。

若き臨床医に送る本症例からの 教訓

過度なブラキシズムがある患者だったが、本人の自覚もあり、プロテクションスプリントを必ず使用したり、定期健診に毎回来院したりしていることから、大きなトラブルは生じていない。メンテナンスを担当する歯科衛生士や患者が、リスクマネジメントの意識を共有することが重要だと考えている。

担当歯科技工士においても、患者の状態を的確に判断し補綴物の製作を行うことが必要である。有意義なチームアプローチができる仲間を作ってもらいたい。

CASE 07 下顎中間歯および両側遊離端欠損症例

少数歯残存症例に対して、マグネットデンチャーとクラスプデンチャーで対応した症例

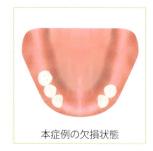

本症例の欠損状態

義歯完成時の状態（76歳）

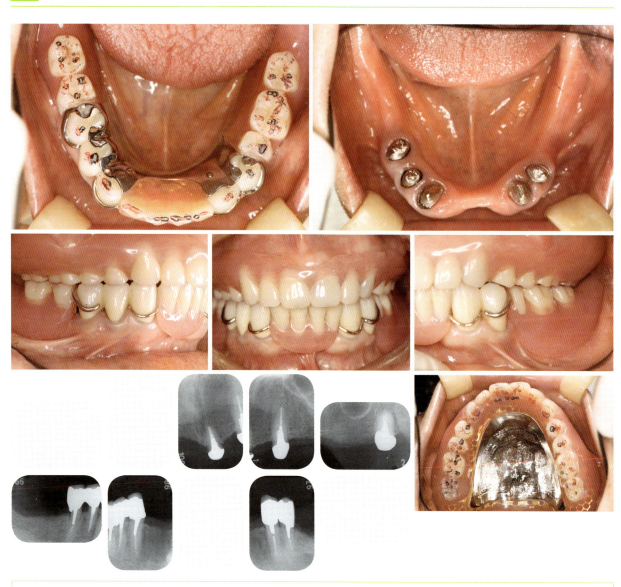

本設計のポイント

- 上顎は残存歯の状態が悪く、1 3 6に磁性アタッチメントを組み込み、フルデンチャーとした。上顎臼歯部においては、特に臼歯部の顎堤が挺出していたため人工歯部位においてクリアランスが不足していたが、可能なかぎり金属フレームを延長し破損対策を行った。
- 下顎は歯槽骨の吸収を認め、上顎の加圧要素に対抗するために、できるかぎりリジットな義歯を装着する必要があった。3 3にはシンギュラムレスト、5 4と4には近遠心レストを設定し、ミリング処置を行うと同時に金属フレームに十分な厚みが確保できるよう配慮した。舌側辺縁からの距離を考慮し、リンガルプレートにて対応する設計とした。

CASE 07

少数歯残存症例に対して、マグネットデンチャーとクラスプデンチャーで対応した症例

施術者

甲斐 康晴

1990年、九州歯科大学卒業。卒後5年で北九州歯学研究会に入会後、中道正道先生・下川公一先生など研究会の先生方に師事。1994年、北九州市八幡西区にて開業。掲載した義歯は卒後14年時に製作（38歳）。歯科技工物製作は賀美 敬氏。欠損修復においては、残存天然歯の処置、特に歯内歯周処置などの一歯単位の基本的な処置を的確に行うよう心掛けている。また、欠損回復の手段として部分床義歯を用いる際は、術中・術後に残存天然歯と顎堤にかかる力をどう配分するか考慮すること、ならびに高齢者特有のう蝕のコントロールを適切に行うことが重要と考えている。

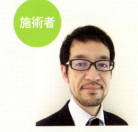

▶ 装着後13年の状態（89歳）

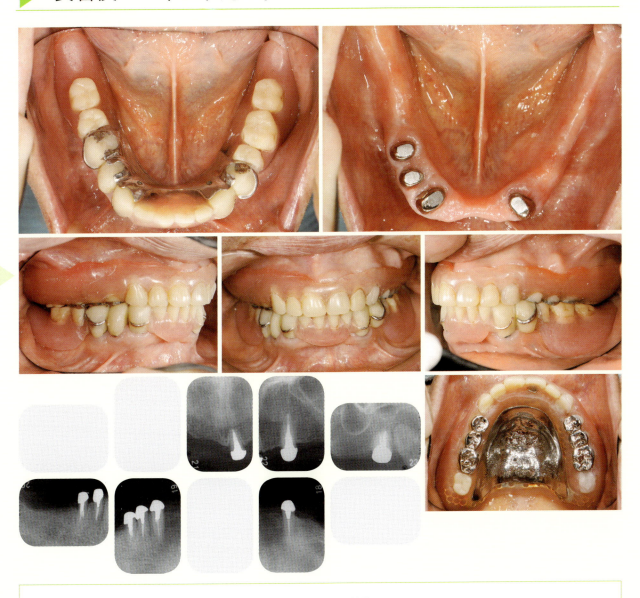

13年経過時の状態

- 装着後10年経過時に、上下顎ともに根面の二次う蝕が進行したため、アタッチメントの再製作を行っている（後述）。
- 下顎義歯修理後3年が経過したが、今のところ問題なく経過している。患者はしばらく体調を崩し入退院をくり返していたが、90歳を目前として再び健康を回復し、メインテナンスにも通院されている。超高齢社会を迎え、残存天然歯保存の重要性とパーシャルデンチャーの重要性を思い知らされるケースであった。

初診時の口腔内状況

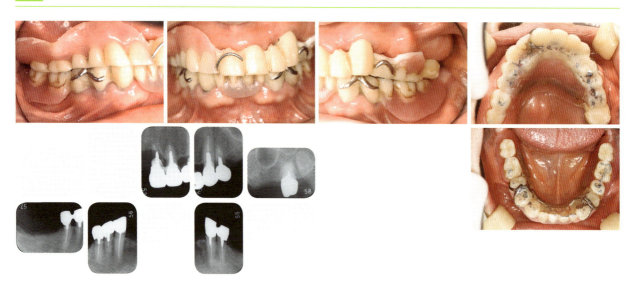

- 75歳女性。上下顎の補綴処置を希望して来院。
- 写真は、エックス線写真撮影後、患者の体調悪化のため通院可能な歯科医院にて補綴物除去と義歯の修理を受けた後、当医院にて1|と|4の抜歯処置を行った時の状態。
- 1|と|4は保存不可能と診断し抜歯処置を行った。残存天然歯にはそれぞれ二次う蝕を認め、治療用義歯を装着すると同時に、すべての残存歯の根管治療と下顎の支台築造処置を行った。

本症例の設計

● 補綴設計

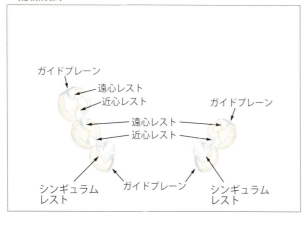

● パーシャルデンチャーの設計

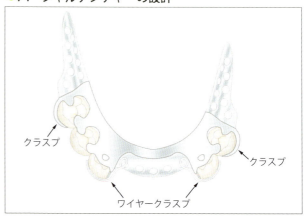

設計具現化のためのポイント　上顎の義歯の加圧要素に耐えうる支持・把持効果を最大限に得るためのマウスプレパレーション

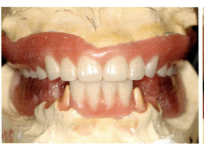
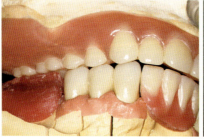
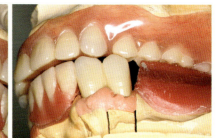

- 仮義歯にて診査を行った結果、|3は左側に比較して対合関係が悪く舌側に位置していたことが判明した。咬合関係の改善のため、唇側を少し張り出すことにした。

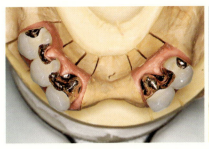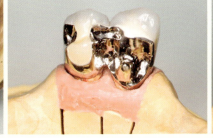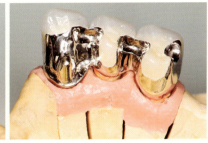

- 上顎の大きな顎堤に負けないように、下顎にはリジットな義歯を製作し、浅い口腔堤におけるメタルの厚みを十分確保する目的で、舌側全体にわたってミリング処置を行った。

▶ 装着後 10 年の状態（86 歳）

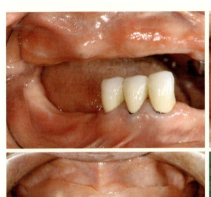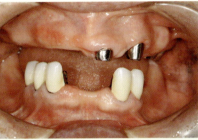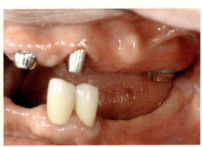
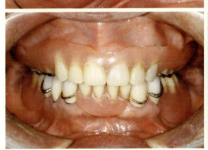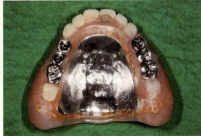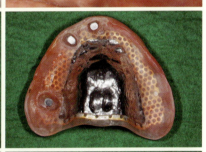
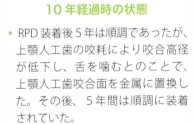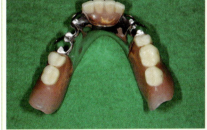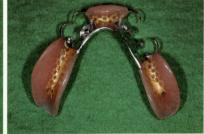

10年経過時の状態

- RPD装着後5年は順調であったが、上顎人工歯の咬耗により咬合高径が低下し、舌を噛むとのことで、上顎人工歯咬合面を金属に置換した。その後、5年間は順調に装着されていた。
- 義歯装着10年後、患者の体調が悪化し入退院をくり返す中、上顎根面の二次う蝕が進行したため、アタッチメントの再製作を行った。
- 下顎も上顎同様すべての残存歯において二次う蝕が進行していたため、歯周外科を行い生物学的な幅を獲得し、上顎同様に磁性アタッチメントを装着したオーバーレイタイプに変更した。なお、4は歯根破折のため抜歯となった。

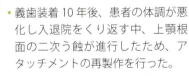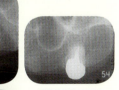
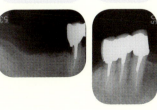

▶ 装着後10年経過時に生じたトラブル

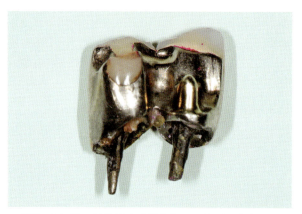

- 術後10年間、義歯は十分機能していたが、患者の高齢化に伴い、メインテナンス来院から一時遠のいた。筆者自身も、コンプライアンスの低下はやむを得ないと感じていた。しばらくして`3 4`の補綴物が脱離した。金属冠内面は腐食しており、支台歯にかかる強大な力を思い知らされた。

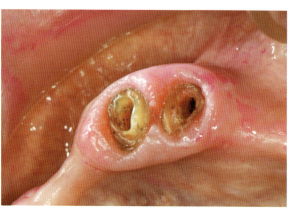

- 口腔内を精査すると`4`は垂直性歯根破折を起こしていた。`4`を抜歯し、`3`は再根管治療を行い磁性アタッチメントを装着することにした。

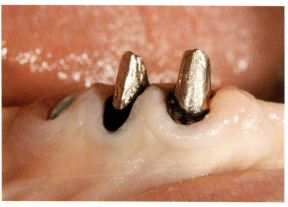

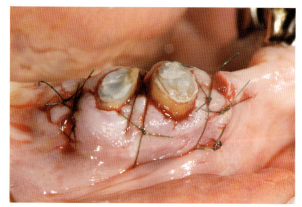

- その後、しばらくして`5 4 3`にも違和感があるとの訴えがあった。補綴物を撤去したところ、左側同様二次う蝕を認め、`5`はキャストコアの脱離が生じ、パーフォレーションを生じていた。そこで`5`にはパーフォレーションリペアを行い、`4 3`はそれぞれ再根管治療を行った（『装着後13年の状態』のエックス線写真参照）。さらに、若干の生物学的な幅を獲得する目的で歯冠長延長術を行い、支台歯を保存した。

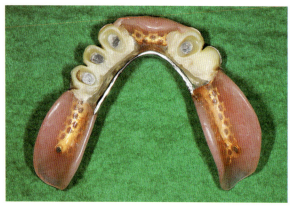

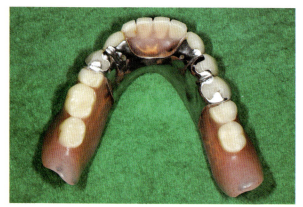

- `3`に続いて`5 4 3`の支台歯に磁性アタッチメントを装着した。義歯内面にはチェアーサイドで即時重合レジンを用いた直接法にてマグネットを挿入し、順次義歯の修理を行った。

生涯、天然歯を守るための本症例の戦略

リスク1 義歯の動揺が残存天然歯のダメージにつながる

【その対策】
▶ 天然歯の状態が保持できるかぎり、リジットな義歯を装着する。それらに即したマウスプレパレーションを施し、十分な強度を持ったキャストフレームを装着する。

リスク2 二次う蝕による残存天然歯の喪失

【その対策】
▶ 1本1本の残存天然歯のう蝕処置・根管治療・歯周処置を徹底し、補綴物装着後もメインテナンスを徹底する（患者の高齢化に伴うコンプライアンスの低下により、義歯装着後10年時に生じた二次う蝕の発見がやや遅れ、|4を歯根破折により失ってしまったが、再度残存天然歯の処置を徹底し、メインテナンスの容易さも考慮に入れて磁性アタッチメントによる義歯へと変更した）。

リスク3 人工歯の咬耗・摩耗による義歯の破損・咬合高径の低下

【その対策】
▶ 上顎はメタルオクルーザルに置換した。

▼

13年経過した今、その戦略は功を奏したか

　患者は義歯装着後、少なくとも10年間はメインテナンスに通院し、|6の二次う蝕に対する充填処置を行った以外は残存歯・義歯とも良好な状態を保っていたことから、下顎義歯のリジットな状態は保たれていたものと判断した。しかし、患者の高齢化によるメインテナンス中断により、あっという間に残存天然歯全体に一部歯根破折を含む二次う蝕が進行していた。

　|4を失ってしまったが、下顎義歯の動揺を抑える目的で下顎天然歯を保存する意義は大きいと考え、再度徹底した残存天然歯の治療を行い今後に備えた。

　また、特に高齢患者の少数歯残存ということを考慮し、メインテナンスしやすいシンプルな設計へと変更したことが、現在の高評価につながったものと考えている。

若き臨床医に送る本症例からの 教訓

　本症例におけるポイントは、上下顎の対向関係において、上顎義歯からの圧力をいかにして下顎義歯で受け止めるかであろう。リジットな義歯を製作するために、ラボサイドと緊密に連携をとると同時に、歯科医師自身もそのことをしっかりイメージしながら臨床にあたることが重要である。また、補綴物を製作することを急ぐあまり、残存天然歯の処置をおろそかにしてしまうと、長期的な患者の満足は得られない。患者には、その重要性を十分に理解していただいた上で、治療方針の説明が必要である。

　患者は高齢になるにつれ、さまざまな全身的なリスクが生じてくることから、少数歯残存症例では、できるだけシンプルで清掃しやすい形態の義歯に変更できる設計を考えることも必要である。

CASE 08 上顎両側中間歯欠損症例

臼歯部咬合支持欠損による 2| 歯冠補綴装置破損に起因する審美障害に対して、
パーシャルデンチャーおよびインプラントを用いて
審美性の改善を行った症例

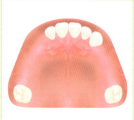

本症例の欠損状態

義歯完成時の状態（53歳）

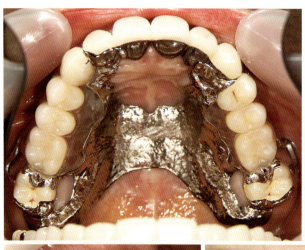
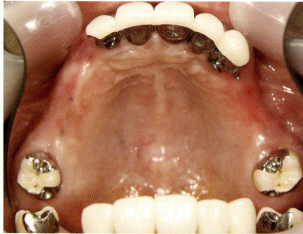
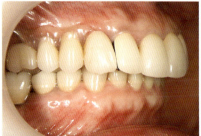
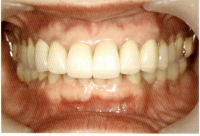
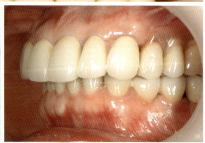
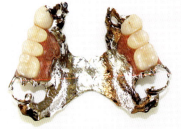
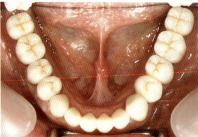
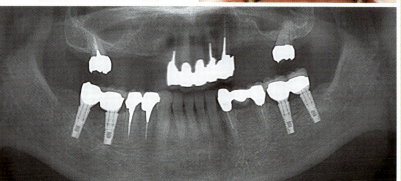

本設計のポイント

- 前歯部審美性の確保のため、カスタムのアタッチメントを使用した。
- 両側中間歯欠損であることから、7|7 近心にレスト座を設置した。
- 支持の増加をはかり、7|7 遠心にレスト座を設置した。
- 2|3 には、審美性および咬合圧の伝達の優位性を考え、シンギュラムレストを設置した。
- メジャーコネクターには、舌感不良を抑えるためにパラタルプレートを使用した。
- 支台装置にガイドプレーンを設置した。

CASE 08

臼歯部咬合支持欠損による2歯冠補綴装置破損に起因する審美障害に対して、パーシャルデンチャーおよびインプラントを用いて審美性の改善を行った症例

施術者

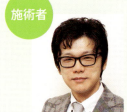

米澤 大地

1996年、長崎大学歯学部卒業。1999年、補綴専門医の本多正明先生に師事。インプラントを含む矯正治療を駆使し、審美性と適正な咬合関係を与える欠損補綴治療計画を立案することを得意とするが、パーシャルデンチャーの重要性にも注目している。掲載した症例は卒後10年時に製作（35歳）。歯科技工物製作は、石三晃一氏（クラウン）、奥森健史氏ら（キャストパーシャル）。

▶ 装着後10年（新義歯完成時）の状態（63歳）

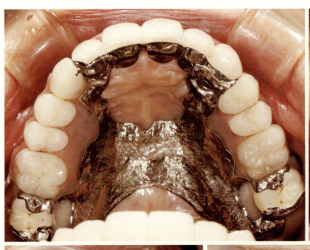
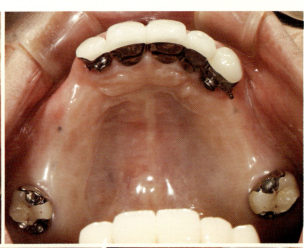
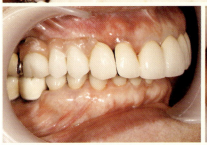
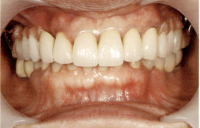
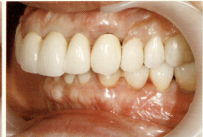

10年経過時の状態

- カスタムアタッチメントなどメタルフレームに目立った変化はなく、特に問題はない。
- 人工歯に摩耗が認められる。
- 欠損の拡大は認められず、現状を維持している。
- 患者は、審美・機能の両面において満足を得ている。

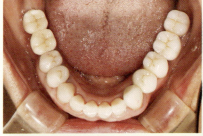
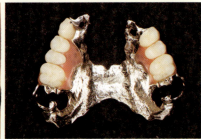
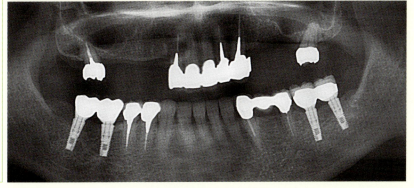

97

初診時の口腔内状況

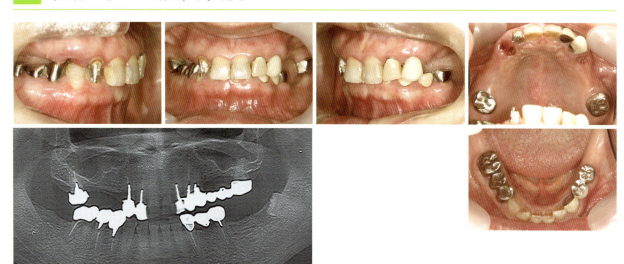

- 51歳女性。前歯部の補綴物の脱離による審美障害を主訴に来院。
- 前歯部の補綴物が脱離している。また、欠損部補綴のために義歯を用いていたが、脱離した補綴物は支台歯であるため、支持が不足している状態であった。

本症例の設計

● 補綴設計

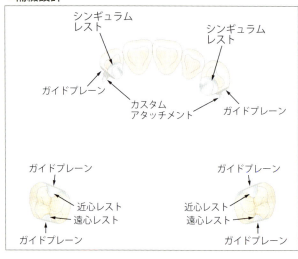

● パーシャルデンチャーの設計

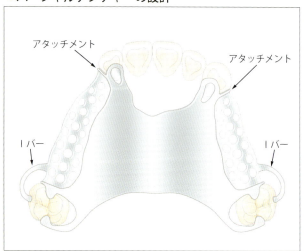

設計具現化のためのポイント　審美性を勘案した維持機構の設置と着脱方向を規制するマウスプレパレーション

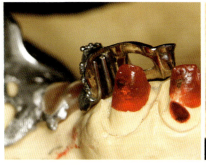
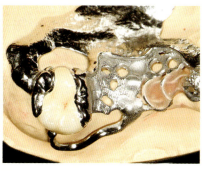

- 審美性を向上させることを目的に、維持装置を義歯のメタルフレームに組み込んでいる。
- 中間歯欠損であることからニアゾーンに支持を求めているが、歯根の抵抗性を考え、2|は歯冠内、|3には歯冠外にカスタムアタッチメントを設置している。
- 把持の要素の設定を予定し、支台歯のクラウンにパラレルミリングを施している。

生涯、天然歯を守るための本症例の戦略

リスク1 上顎前歯部の破折やフレアーアウト

【その対策】
▶ 中間歯欠損に義歯を製作することで臼歯部の支持を確立し、前歯への負荷を適正に保つ。

リスク2 顎堤の吸収による義歯の不適合

【その対策】
▶ 義歯に剛性を持たせることで、顎堤の吸収を最小限に抑える[1]。

リスク3 支台歯への負担過重による欠損の拡大

【その対策】
▶ 可及的に可能なかぎりの支台歯にプロキシマルプレートを付与し、さらにパラレルミリングを施すことで、最小限度の維持を設定する[2]。

10年経過した今、その戦略は功を奏したか

　臼歯部の支持は、パーシャルデンチャーとインプラント補綴により確立している。10年経過時、その関係はパーシャルデンチャー側の人工歯の摩耗を認めるものの、大きな変化は生じていない。このことは、中間歯欠損に対する欠損補綴として、パーシャルデンチャーは十分な機能を有することを証明している。

　大連結子にパラタルプレートを選択、および顎堤頂を覆う形態に補強構造を付与することで、義歯に剛性を持たせた。義歯のたわみを抑えることで、顎堤の吸収を抑えることができるという報告がある。本症例においても、10年経過時の顎堤に吸収をほぼ認めず、義歯の適合は低下していない。

　着脱時に支台歯に加わる荷重は年月が経過すると支台歯にダメージを蓄積し、いずれは欠損の拡大に繋がるものと考える。本症例では、把持の要素の設定を予定して支台歯にパラレルミリングを施すことで、より小さな維持力で効果的な維持を義歯に付与し、無駄な側方力が加わることを防いでいる。そのため、欠損の拡大を防ぐことに成功している。

若き臨床医に送る本症例からの 教訓

　インプラント治療全盛の時代、欠損補綴治療計画についてあまり深く考えることはなくなったかもしれない。しかし、すべての患者にインプラントを使えるわけではなく、本数や治療費に制限があることも多い。
　また本患者はそうではないが、フレイル期の患者は治療期間や侵襲への配慮が重要になる。歯周治療、保存治療とともに、審美、咬合、矯正など総合的な知識を身につけ、そのような患者にとってもっとも有効かつ効率的な治療計画を立てられるよう、治療オプションを増やして欲しい。

▶本症例の参考文献は131ページを参照

CASE 09　上顎両側中間歯欠損症例

上顎の片側に固定式インプラント上部構造を装着し、反対側の天然歯補綴物とパーシャルデンチャーで強固な二次固定を図った症例

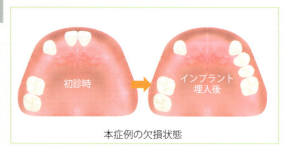

本症例の欠損状態

義歯完成時の状態（53歳）

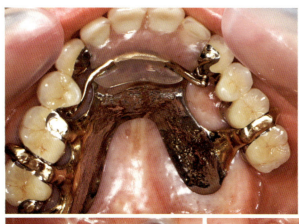
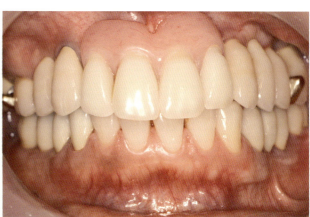
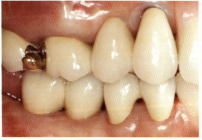
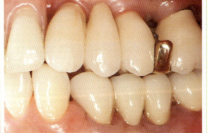
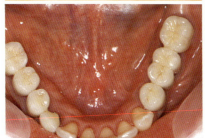
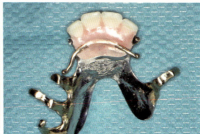
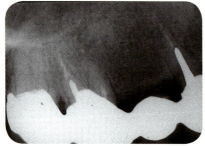
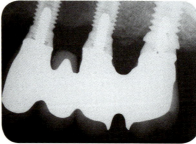

本設計のポイント

- 上顎左側に上顎洞底挙上術を併用してインプラントを埋入し、固定式補綴物を装着したため、上顎前歯4歯欠損となる欠損の小さいパーシャルデンチャーの設計とした。
- インプラント補綴と天然歯の混在となるため、パーシャルデンチャーの設計は強固なリジッドタイプ（ダウエルレスト）を採用した。
- ガイドプレーンは犬歯部に設定し、平行に設計した。またインプラント部のダウエルレスト部のクラスプも十分な厚みをもたせ、ガイドプレーンの役目を兼ね備えた。天然歯部も同様に大臼歯間に厚みのあるクラスプを設定した。
- クラスプは唇側から見えないような設計とするため、口蓋部に鋳造された太いゴールドボールクラスプを、インプラント部は犬歯遠心側に、天然歯はポンティック第一小臼歯遠心側に採用した。

CASE 09

上顎の片側に固定式インプラント上部構造を装着し、反対側の天然歯補綴物とパーシャルデンチャーで強固な二次固定を図った症例

施術者

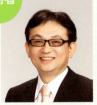

船登 彰芳

1987年、広島大学歯学部卒業。1991年、石川県羽咋市にて、なぎさデンタルクリニック開業。1998年、石川県金沢市広岡にて、なぎさ歯科クリニック移転・開院。2008年、5-D Japanを石川知弘氏、北島一氏、福西一浩氏、南昌宏氏とともに設立。歯周治療・インプラント治療に特化した医院としての診療体制で、日々の臨床に臨んでいる。掲載した症例は卒後17年時に製作（41歳）。歯科技工物製作は重村宏氏（ジャパンクラフトラボラトリー）。

▶ 装着後13年の状態（66歳）

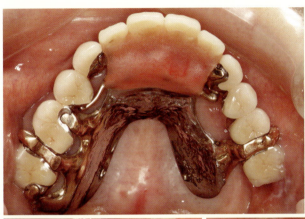
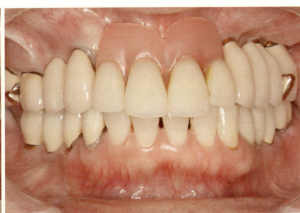
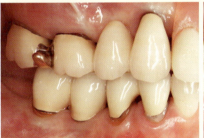
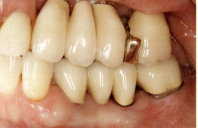
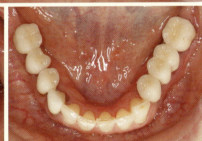

13年経過時の状態

- およそ術後8年経過時に、前歯部のボールクラスプと床が破損し修理を行ったほかは、上顎にトラブルは起きていない。しかしながら天然歯およびインプラント周囲組織の歯肉退縮を認める。
- 下顎においては、インプラント上部構造のポーセレンの破折を認める。
- 下顎右側第一小臼歯は二次う蝕の発症を認めたため、レジン修復を行っている。
- 下顎左側第二大臼歯は歯肉縁下う蝕のため、再介入の時期が来ている。

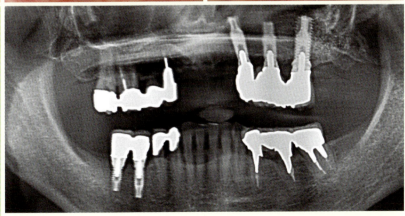

初診時の口腔内状況

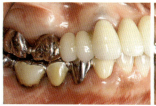
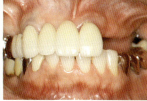
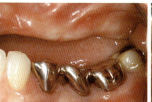
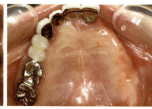
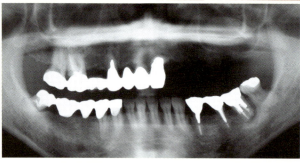
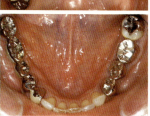

- 50歳女性。上顎左側パーシャルデンチャーの違和感を主訴に来院。
- 上顎左側中切歯は根も短く補綴物が脱離しており、保存不可能であった。
- 下顎右側第三大臼歯には歯肉縁下う蝕を認めた。

本症例の設計

● 補綴設計

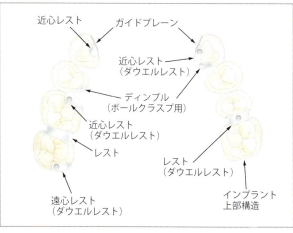

近心レスト／ガイドプレーン／近心レスト（ダウエルレスト）／ディンプル（ボールクラスプ用）／近心レスト（ダウエルレスト）／レスト／遠心レスト（ダウエルレスト）／レスト（ダウエルレスト）／インプラント上部構造

● パーシャルデンチャーの設計

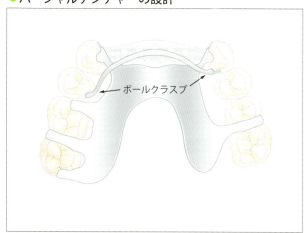

ボールクラスプ

- ボールクラスプの構造はCASE 10参照／ボールクラスプのためのディンプルは下記写真参照。

設計具現化のためのポイント　深いダウエルレストの設定

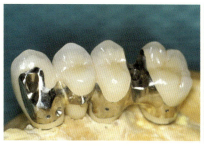
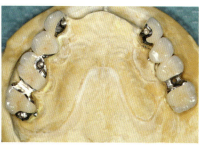

- インプラント部のダウエルレストは、上部構造に自由度があるため、深く強固に犬歯部近心・第一大臼歯近心に設定した。
- 天然歯は、その支持・維持に負けないように犬歯部近心にレストを形成付与し、ダウエルレストを可及的に深く第一大臼歯近心・第二大臼歯遠心に設定した。

生涯、天然歯を守るための本症例の戦略

リスク 1 二次う蝕の再発
【その対策】
▶ メインテナンス時の口腔衛生指導の強化と二次う蝕のチェック。

リスク 2 上顎片側残存歯の補綴物の破損もしくは脱離
【その対策】
▶ 欠損側にインプラント上部構造を組み込み、リジッドなパーシャルデンチャーとする。

リスク 3 パーシャルデンチャーのクラスプ破損
【その対策】
▶ 適合のよいゴールドキャストした十分な厚みのあるクラスプを製作する。

▼

13年経過した今、その戦略は功を奏したか

　当初、欠損部には上顎洞底挙上術を用いたインプラント治療を行い、固定式の上部構造を装着するプランを立案したが、費用の観点から、代替として欠損側に3本のインプラント埋入を行い、上部構造を装着することによって、可及的に最小の欠損（上顎4前歯）になるような治療計画とした。これによりコンパクトな義歯設計になった。しかしCASE 10と同様に長期維持を図るためには、不動のインプラント上部構造に負けない、強固な義歯設計が重要である。天然歯・インプラント上部構造大臼歯部のレストにぜひ注目してもらいたい。ダウエルレストを組み込むことにより、リジッドな設計になっていることがわかると思う。

　幸い、上顎のパーシャルデンチャー・インプラント上部構造・天然歯補綴は現在も予後良好であるが、下顎では二次う蝕の再発を認め、再介入が必要である。

若き臨床医に送る本症例からの 教訓

　本症例は、治療計画立案時から「将来上顎天然歯部に問題が生じた際は、いずれインプラント治療を行い、インプラントオーバーデンチャーもしくは固定式ボーンアンカードブリッジになる可能性がある」と患者には伝えていた。しかし、上顎は現在も予後良好であることに、筆者もいささか驚きを感じている。前述したように十分強度のあるクラスプ・ダウエルレストを採用したことにより、パーシャルデンチャーが天然歯群を守っているように感じる。

　なお、本症例のダウエルレストを製作できる歯科技工士は、現在数少ないのが残念である。

CASE 10 　上顎両側遊離端欠損症例

重度歯周疾患症例に対して、
上顎に歯周外科・インプラント治療を行い
遊離端欠損を回避した
パーシャルデンチャーを装着した症例

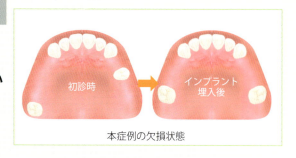

本症例の欠損状態

義歯完成時の状態（63歳）

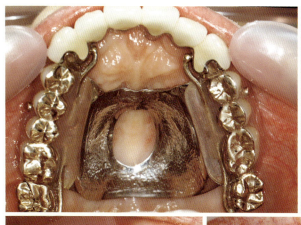
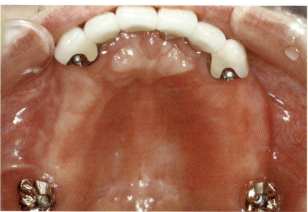
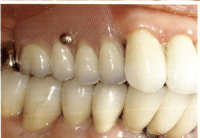
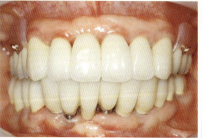
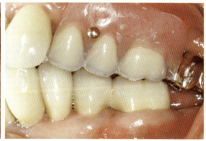
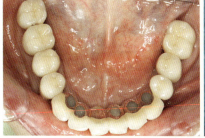
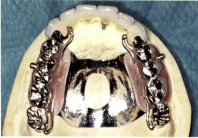
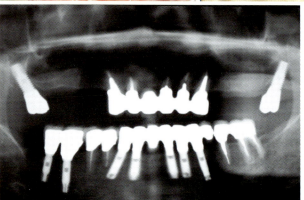

本設計のポイント

- 上顎遊離端欠損となるため、中間歯欠損化を目的として、後方に左右1本ずつのインプラント埋入を行った。
- インプラント補綴と天然歯の混在となるため、パーシャルデンチャーの設計は、強固なリジッドタイプ（ダウエルレスト）を採用した。
- 平行なガイドプレーンを、インプラント上部構造と天然歯の最遠心部に設計した。
- メジャーコネクターは将来変形が起きないような強固なデザインとした。
- クラスプは唇側から見えないような設計とするため、口蓋部に鋳造された太いゴールドボールクラスプを採用した。
- 咬合面は金属歯（ゴールド）とした。

CASE 10

重度歯周疾患症例に対して、上顎に歯周外科・インプラント治療を行い遊離端欠損を回避したパーシャルデンチャーを装着した症例

施術者 船登 彰芳

1987年、広島大学歯学部卒業。1991年、石川県羽咋市にて、なぎさデンタルクリニック開業。1998年、石川県金沢市広岡にて、なぎさ歯科クリニック移転・開院。2008年、5-D Japanを石川知弘氏、北島一氏、福西一浩氏、南 昌宏氏とともに設立。歯周治療・インプラント治療に特化した医院としての診療体制で、日々の臨床に臨んでいる。掲載した症例は卒後14年時に製作（38歳）。歯科技工物製作は重村 宏氏（ジャパンクラフトラボラトリー）。

▶ 装着後17年の状態（80歳）

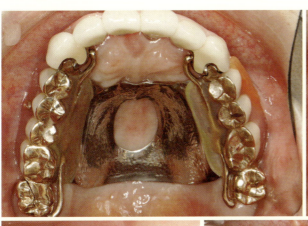
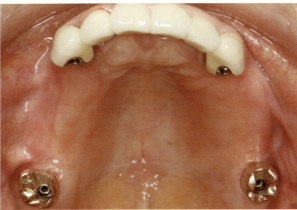
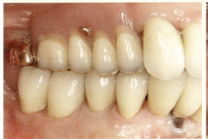
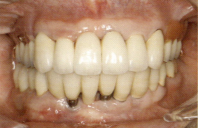
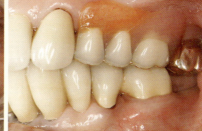
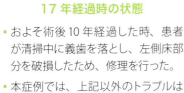
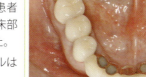
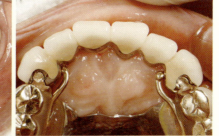
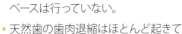

17年経過時の状態

- およそ術後10年経過した時、患者が清掃中に義歯を落とし、左側床部分を破損したため、修理を行った。
- 本症例では、上記以外のトラブルは17年間経験していない。
- 上顎のパーシャルデンチャーもリベースは行っていない。
- 天然歯の歯肉退縮はほとんど起きていない。
- インプラント部はスクリュー固定とするために、2本のインプラントにはアングルアバットメントを採用した。その部位の歯肉退縮を認めるが、上下顎すべてのインプラント自体には骨喪失を認めない。

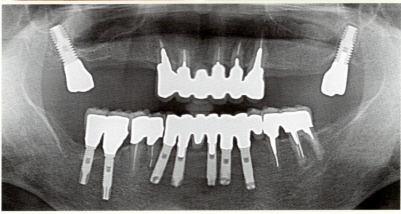

初診時の口腔内状況

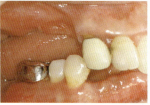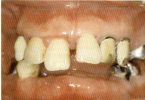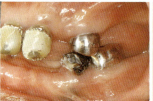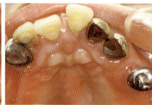

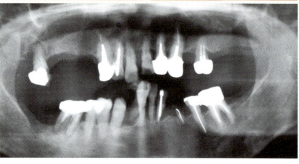
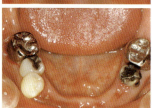

- 60歳女性。上下顎前歯部の動揺と咀嚼障害を主訴に来院(写真はあきらかに保存不可能な上顎右側臼歯部・下顎前歯部群の抜歯後のもの)。
- 重度歯周病による上下顎前歯の位置異常を認める。
- 上顎には、パーシャルデンチャー装着の既往があるとのことだった。

本症例の設計

● 補綴設計　　　　● パーシャルデンチャーの設計

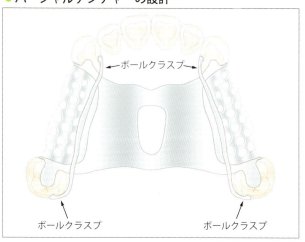

設計具現化のためのポイント　天然歯群の連結固定の適合、左右側犬歯とインプラント上部構造のアクセスホールを利用したダウエルレストの平行性の確保

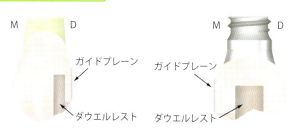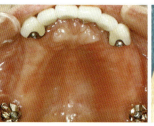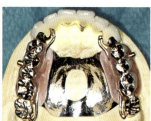

- ダウエルレストに装着されるクラスプも精度の高いものが必須となるため、ゴールドをキャストして製作した。ダウエル部はガイドプレーンと平行(0度設定)にしている。

生涯、天然歯を守るための本症例の戦略

リスク1 歯周疾患の再発
【その対策】
▶動的治療時の適切な歯周外科の適応と、その後の術後管理を徹底する。

リスク2 遊離端欠損症例ならではの顎堤吸収
【その対策】
▶インプラントをパーシャルデンチャーに組み込む。

リスク3 人工歯の咬耗と咬合の変化
【その対策】
▶メタルティースの応用と、最低でも1年毎にメインテナンスに来院してもらい、咬合管理を行う。

▼

17年経過した今、その戦略は功を奏したか

　上顎遊離端欠損の後方に、インプラントを左右各1本ずつ埋入して上部構造を装着することによって、前歯部天然歯群の連結補綴物（一次固定）とインプラント上部構造を主とし、粘膜部も含めて咀嚼機能回復に努めたことは、有用だったと考える。特に両側犬歯部は失活歯であったため、維持装置は強固なリジットタイプのダウエルレストを採用したが、これが功を奏したものと思われる（二次固定）。また、インプラントに過剰な負荷がかかることが予測されたため、径が太く長いインプラント（本症例では、直径5mm×長さ13mm）を埋入したことも正しい選択だったと思われる。なお、保存したすべての天然歯には歯周外科を行っている。

　反省点としては、現在なら下顎前歯部のインプラントの本数を1～2本減じることができたことである。

若き臨床医に送る本症例からの 教訓

　費用の関係から、上顎には固定式ではなくインプラントとパーシャルデンチャーのコンビネーションが採用された。本症例以降、インプラント症例を多く手がけてきたが、患者が可撤式のパーシャルデンチャーを受け入れるのなら、インプラント治療と併用することによって、予後良好な治療結果をもたらすことが可能であると感じている。

　しかし、長期の観点から残存歯を保全するためには、パーシャルデンチャーの設計のみならず、残存歯の予後を良好にするために歯周治療・根管治療を確実に行うことと、定期的なメインテナンスにて清掃指導および顎堤・咬合接触の再評価が重要であると考えている。

CASE 11　上顎片側中間歯および片側遊離端欠損症例

上顎右側大臼歯2本、左側小臼歯2本の欠損に対して、リムーバブルパーシャルデンチャーを用いた症例

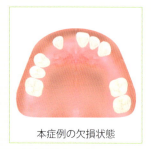

本症例の欠損状態

義歯完成時の状態（56歳）

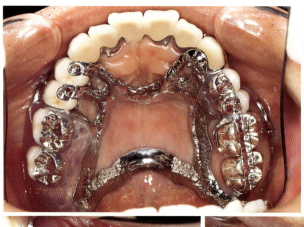
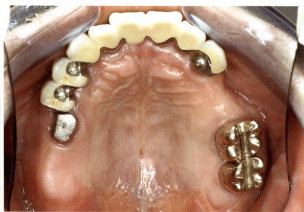
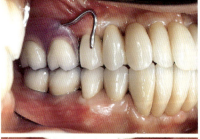
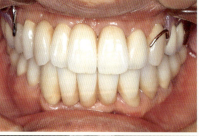
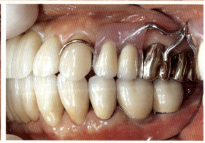
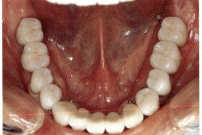
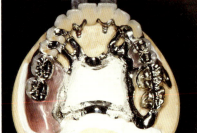
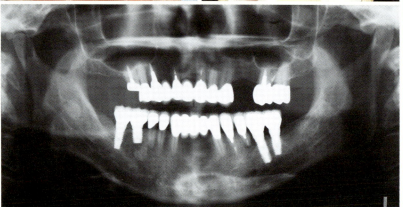

本設計のポイント

- 欠損歯は上顎右側大臼歯2本、上顎左側小臼歯2本であり、前後左右的に欠損部が異なる症例に対して、メジャーコネクターを前方と後方に設置してデンチャーのスタビリティー向上を図った。
- デンチャーの支持となる左側2本の大臼歯は連続咬合面レストとし、メタルフレームの剛性を高め、永続的な適合性を期待した。
- 上顎左側犬歯のリテンションは審美性に配慮してワイヤークラスプを選択したが、審美的にはあまりいい結果ではなかった。今ではこのリテンションは不要であったと考えている。

施術者 藤田 大樹

1996年、日本大学歯学部卒業。1999年、寺西邦彦先生に師事。2003年、開業。全顎的な視点による診査・診断から各患者のニーズに合った長期的な治療計画の立案にこだわり、歯科技工士と連携した治療を得意とする。リムーバブルパーシャルデンチャーにおいても、時間軸を意識した設計にこだわりをもっている。掲載した義歯は、卒後4年時（寺西歯科医院勤務時代）に製作（29歳）。歯科技工物製作は藤田英宏氏（クラウン・義歯）、川島 哲氏（キャストフレーム）。

CASE 11
上顎右側大臼歯2本、左側小臼歯2本の欠損に対して、リムーバブルパーシャルデンチャーを用いた症例

▶ 装着後16年の状態（72歳）

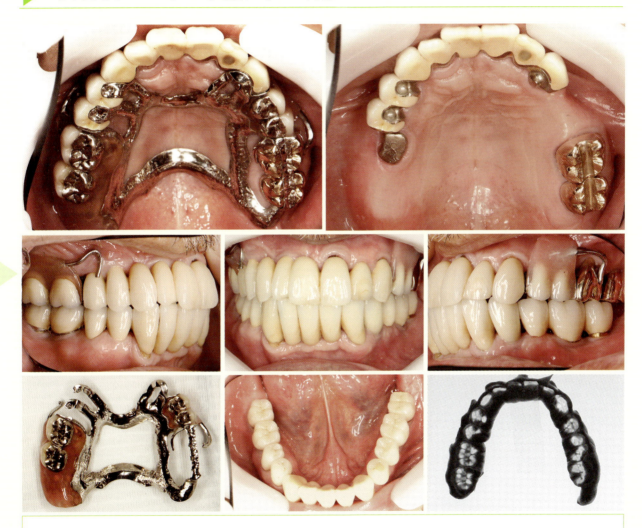

16年経過時の状態

- RPDの適合は16年間変化なく維持安定している。
- RPDの二次固定効果により歯列弓の保全はできている。
- 左側犬歯のワイヤークラスプは術後4年で折れるが、その後も維持力に臨床的な問題はなく、そのままにしている。
- 経年的な人工歯摩耗防止のためのメタルオクルーザルは16年間の摩耗を防止できたが、コンタクトポイントは摩滅し、面コンタクトを起こしている。下顎がインプラントである本症例においてはメタルオクルーザルは必須であったと考えている。

初診時の口腔内状況

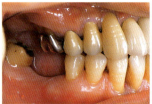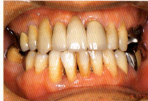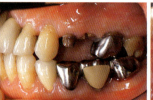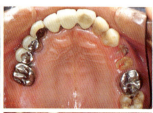
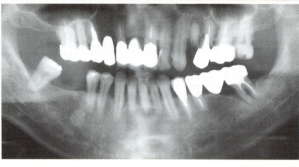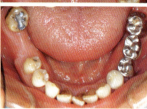

- 55歳男性。「歯根破折した|5が痛くて噛めない」を主訴に来院。
- |4、|5は歯根破折のためホープレス。
- 6|は失活しており、また3度の根分岐部病変が存在し、予知性に乏しかった。

本症例の設計

● 補綴設計

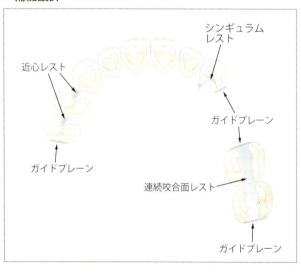

● パーシャルデンチャーの設計

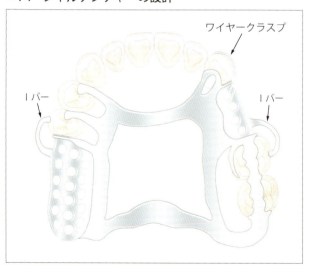

| 設計具現化のための **ポイント** | 長期的良好な予後を狙った戦略的なマウスプレパレーション |

- 前後左右的なRPDのスタビリティーを考え、前後方のメジャーコネクターを前後左右バランスよく設置するために、4|に近心レストを設置した。
- 左側大臼歯部は連続咬合面レストにすることでRPDの剛性を高め、永続的な適合性の向上を図った。

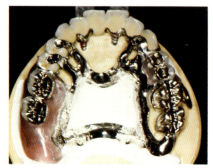

生涯、天然歯を守るための本症例の戦略

リスク 1 天然歯列弓の崩壊

【その対策】
▶ マウスプレパレーションを行ったRPDによる二次固定効果で歯列弓の保全を図った。

リスク 2 人工歯の咬耗・摩耗による咬合崩壊

【その対策】
▶ メタルオクルーザルにすることで、より永続的な咬頭嵌合位の安定を図った。

リスク 3 歯根破折の防止

【その対策】
▶ 天然歯のフェルールの獲得、適正なポストコアの装着が大切である。本症例においては上顎前歯部のポストが短かったことを反省している。

▼

16年経過した今、その戦略は功を奏したか

　本症例は対合がインプラント補綴で咬合力が高い症例であったが、大きなトラブルもなく今日まで維持できたことから、その戦略はある程度評価している。歯列弓の保全に関しては、支台歯数が少ない上顎前歯部のロングスパンブリッジが動揺もなく16年間安定していることから、これはRPDの二次固定効果であり、本症例においてはRPDであったことが歯列弓の保存に有効であったと考えている。また、メタルオクルーザルも必須であったと感じている。これにより、咬頭嵌合位の長期安定を図ることができた。

　前後に渡ったメジャーコネクターの設計がどれだけ有効だったのかは評価しにくいところであるが、患者がこれを長期に渡って使用されたことから、粘膜を広く覆うような幅のあるメジャーコネクターの設計よりも装着感という点では有効だったかもしれない。

若き臨床医に送る本症例からの 教訓

　16年間で6の近心根に感染根管と思われる症状が起きた。幸い外科的に対処したが、振り返れば第四根管の処置が甘かったのかと反省している。RPDは、連結した補綴物同様に支台歯にトラブルが出たときに対応がしずらい。支台歯の根管治療や歯周治療、歯根破折が起きないような基本的な対応をしっかりと行うことが大切である。

　本症例の患者は現在70歳を超えている。今後歯根破折などのトラブルが生じた際に根本的なやり直しが必要になることも伝え、高齢で再治療がままならないことがないように、年齢的な治療のタイミングを話し合っておくことも大切である。

CASE 12　下顎両側遊離端欠損症例

上下顎咬合崩壊患者に対して、
上顎フルデンチャー、下顎パーシャルデンチャー
により咬合再構成を行った症例

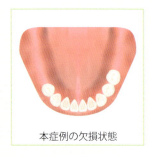

本症例の欠損状態

義歯完成時の状態（53歳）

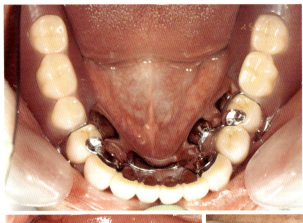
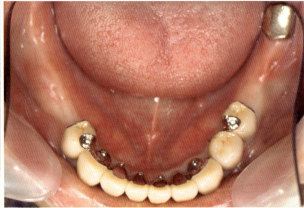
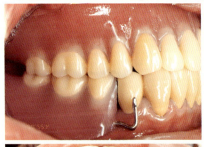
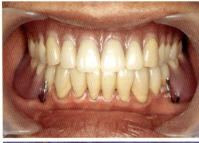
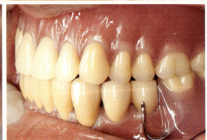
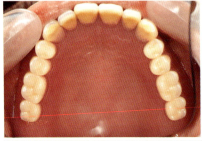
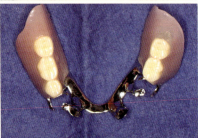
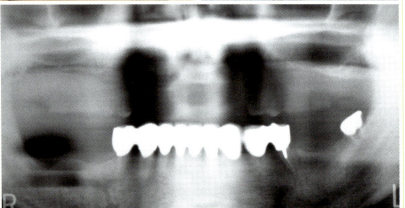

本設計のポイント

- 両側遊離端欠損であることから、4|5に近心レストを設置した。
- 3|3にはインダイレクトリテーナーとしてのシンギュラムレストを設置した。
- 4|5維持装置としてIバーを採用した。
- ガイドプレーン（プロキシマルプレート）は、横ブレがおきないように角度をもって4|5遠心に設定した。
- マイナーコネクターの走行部にもマウスプレパレーションを施すことにより、義歯の安定性を確保した。

施術者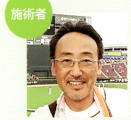

飯沼 学

1992年、北海道大学歯学部卒業。1995年、寺西邦彦先生に師事。1998年、東京都豊島区にて開業。掲載した義歯は卒後10年時に製作（35歳）。歯科技工物製作は、狩野敦志氏（クラウン・義歯）、川島 哲氏（キャストフレーム）。診査・診断・治療計画をもとにした診療を徹底することをモットーにしている。特にパーシャルデンチャーにおいては、欠損部位のみを注視せず、全顎的な視点から治療計画を立案することを心がけている。また、パーシャルデンチャーの鉤歯には必ず適切なマウスプレパレーションを施すことにこだわりをもっている。

15年装着時の状態（68歳）

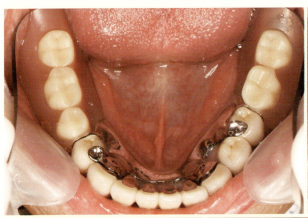
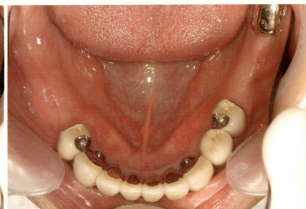

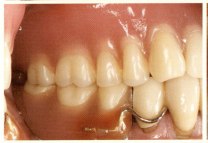
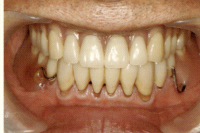
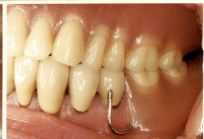

15年経過時の状態

- 装着約5年後に右側Iバーが破損した。同部位をワイヤークラスプにて修理し、その後10年経過しているが、特に問題はない。
- 人工歯の摩耗・咬耗が心配されたが、思ったほど進行していないため、機能的には問題ないと判断している。
- 歯周組織に炎症は認められないが、経年的に下顎残存歯の歯肉退縮が見られるため、根面う蝕の予防に努めたい。

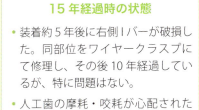
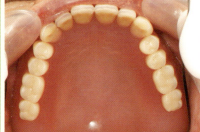
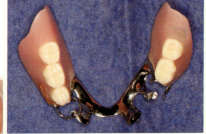

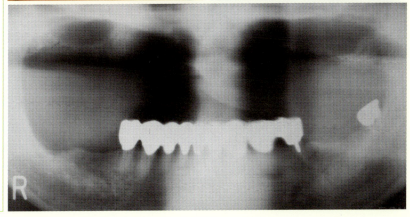

CASE 12 上下顎咬合崩壊患者に対して、上顎フルデンチャー、下顎パーシャルデンチャーにより咬合再構成を行った症例

初診時の口腔内状況

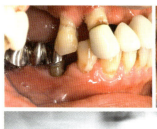
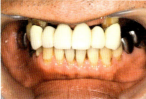
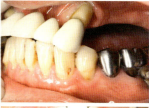
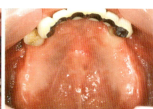
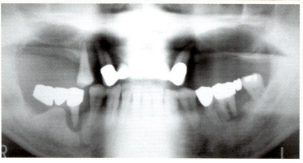
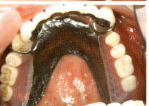
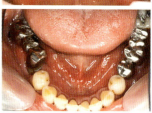

- 患者 52 歳男性。上下顎の動揺歯と義歯の不調和による咀嚼困難を主訴に来院。
- 上下顎残存歯の骨欠損が著しい。特に上顎前歯と下顎右側ブリッジの動揺が顕著であり、上顎には不良な RPD が装着されていたことから、咀嚼困難の状態にあった。

本症例の設計

●補綴設計

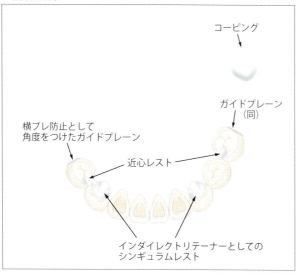

●パーシャルデンチャーの設計

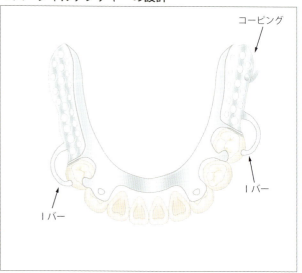

> **設計具現化のためのポイント**　適切なマウスプレパレーションによるクラウン・ブリッジの装着

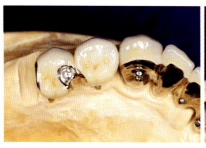
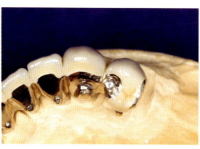

- 設計に則したマウスプレパレーションが施されている。近心レスト、シンギュラムレスト、ガイドプレーンが適切に形成されているのがわかる。
- マイナーコネクターの走行部もガイドプレーンと平行に形成されており、義歯の安定性がさらに向上するように工夫してある。

生涯、天然歯を守るための本症例の戦略

リスク 1 不安定な義歯ほど残存歯にダメージをもたらす

【その対策】
▶ 適切な設計とそれをしっかりと具現化したマウスプレパレーションを施す。さらに精度の高いキャストフレームを装着する。

リスク 2 歯周疾患の再発・悪化

【その対策】
▶ 前処置としての歯周治療を徹底する。

リスク 3 人工歯の咬耗・摩耗による対咬関係の不調和

【その対策】
▶ メタルオクルーザルの応用（今回は上顎が総義歯のため人工歯のままとした）。

▼

15年経過した今、その戦略は功を奏したか

　右側リテーナー（Iバー）が破損し、修理したものの、設計・マウスプレパレーションが功を奏し、15年経過後も義歯の安定は十分図られている。
　歯周病の再発はないものの、歯肉退縮が見られる。歯肉移植などをもう少し積極的に考えたほうがよかったのではないかと考えている。
　極端な人工歯の摩耗は見られないが、今後も注意深く観察していきたい。

若き臨床医に送る本症例からの 教訓

　本症例のように総義歯とRPDのコンビネーションケースでは、治療ステップも複雑で戸惑うことが多いと思われる。頭を整理しラボサイドと連携を図りながら進めてもらいたい。
　さらに、RPDというと補綴物ばかりに目が行きがちであるが、根管治療や歯周治療を徹底しておかなければ長期予後は得られないと考えている。日常臨床の1つ1つをしっかりと意識して成長してもらいたい。

CASE 13　下顎中間歯（前方遊離端）欠損症例

エナメル上皮腫による下顎前歯部欠損症例

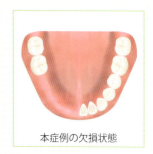

本症例の欠損状態

義歯完成時の状態（47歳）

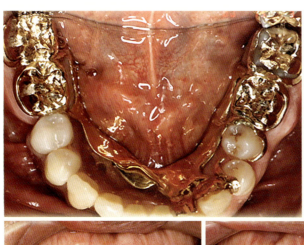
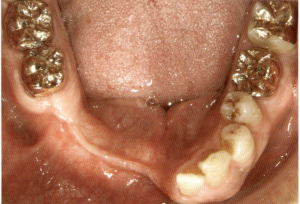
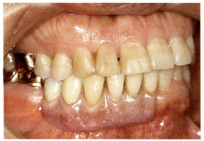
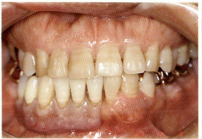
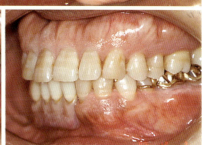
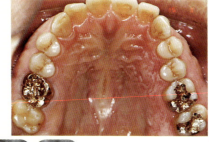
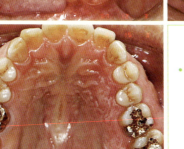
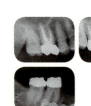

本設計のポイント

- 下顎の単独前方遊離端欠損は、非常に珍しい状況である。また、エナメル上皮腫手術による顎骨の大きな切除を伴ったこともあり、下顎骨体のたわみは想像を超えるものであった。したがって、骨体のたわみをメタルフレームでリジットに固定することが本症例の最大の課題であった。
- 臼歯部鉤歯補綴物の咬合調整も、メタルフレームで固定しながら行った。つまり、クラウンとメタルフレームを同時製作することが必須であった。

CASE 13 エナメル上皮腫による下顎前歯部欠損症例

施術者 髙井 基普

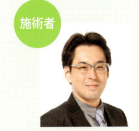

1997年、岡山大学歯学部卒業。1999年より本多正明先生に師事。2002年〜2007年、本多歯科医院（東大阪市）勤務。2011年、東京都渋谷区にて開業。患者が歯を喪失し欠損部補綴が必要になってしまった背景を考察し、術後経過が安定的に推移するよう、また同時に治療再介入の予測と次の一手を常に考えた治療計画を立案するように心がけている。掲載した症例は本多歯科医院勤務時に担当（31歳）。歯科技工物製作は、藤尾 明氏（クラウン）、奥森健史氏（義歯）。

▶ 装着後12年の状態（60歳）

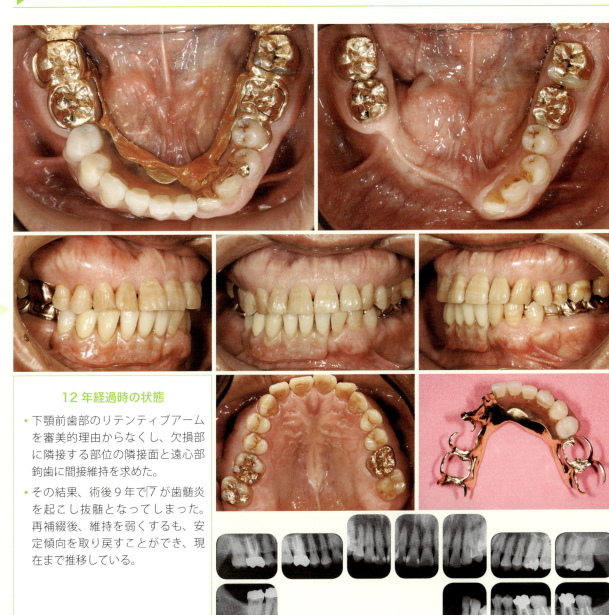

12年経過時の状態

- 下顎前歯部のリテンティブアームを審美的理由からなくし、欠損部に隣接する部位の隣接面と遠心部鉤歯に間接維持を求めた。
- その結果、術後9年で7┐が歯髄炎を起こし抜髄となってしまった。再補綴後、維持を弱くするも、安定傾向を取り戻すことができ、現在まで推移している。

初診時の口腔内状況

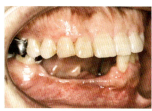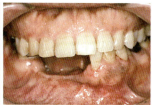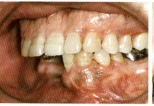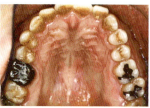
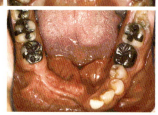

- 47歳男性。下顎の違和感と腫脹を主訴に来院。
- 提携病院に紹介したところエナメル上皮腫の診断が下り、顎骨切除となった。
- その後、再来院し、補綴処置を行うこととなった。

本症例の設計

● 補綴設計

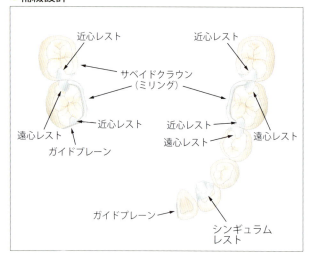

● パーシャルデンチャーの設計

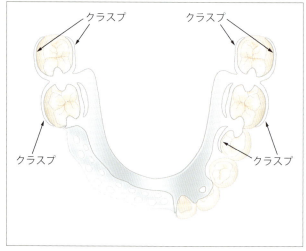

設計具現化のためのポイント　歯（エナメル質）・クラウン・メタルフレームのトータルデザイン

- 下顎の鉤歯に相当する大臼歯の補綴物にマウスプレパレーションを行い、同時にメタルフレームを製作した。
- メタルフレームで下顎骨体のたわみを最小限にした状態で、鉤歯補綴物の咬合調整を行った。

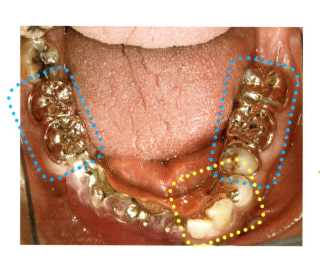

- 臼歯部は臨床歯冠高径の低い補綴になることを前提とし、前方への転覆を防止するためにエンサークルメントを意識した（ダブルエーカース）クラスプをクラウンに組み込んだ。

- 前歯部に間接維持装置を設置。エナメル質の範囲内で形態を整え、審美性や清掃性に不利な直接維持装置を回避した。

生涯、天然歯を守るための本症例の戦略

リスク1 下顎大臼歯の臨床歯冠長が短く、離脱力による補綴物の脱離やう蝕などが懸念される

【その対策】
▶ 義歯の維持や把持によって鉤歯補綴物の離脱力が最小限になるよう、欠損部隣在歯に間接維持を付与した。

リスク2 長期使用による維持装置の変形や破折に加え、エナメル上皮腫除去手術後の組織変化、骨固定用チタンプレート撤去などによる大きな義歯修理が想定される

【その対策】
▶ 下顎骨体のたわみが大きかったことも含め、展性や延性に富み、部分修理が容易なゴールドをメタルフレームとして選択した（当時はまだ他のメタルにレーザーを用いた修理が不可能な時代であった）。現在ならコバルトフレームの使用も検討するが、鉤歯にゴールドを用いていることから、やはりゴールドフレームを選択するであろう。

▼

12年経過した今、その戦略は功を奏したか

患者の義歯に対する満足度が非常に高く、補綴物の破損や粘膜面の調整もまったく必要なく推移していた。術後9年で鉤歯に歯髄炎が発症し、根管治療後に再補綴を施すも、義歯の改変は最小限にすることができ、12年以上経過した現在も安定傾向にある。

若き臨床医に送る本症例からの 教訓

患者の加齢変化や疾病の発症による身体的変化に柔軟に対応することが可能な治療計画を立案するために、義歯の設計や材料選択、術式の応用が必要になることを学んだ。今後も新しい技術や材料が登場するなかで、科学的な思考で臨床応用する力を磨いて行くことが重要だと感じている。

CASE 14
上顎中間歯（前方遊離端）欠損症例 ＆下顎両側遊離端欠損症例

鉤歯への負荷を軽減するための
マウスプレパレーションに熟慮した症例

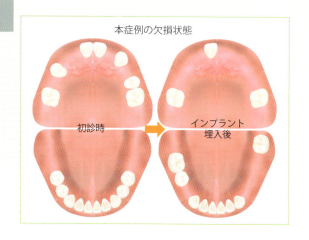
本症例の欠損状態
初診時 → インプラント埋入後

義歯完成時の状態（69歳）

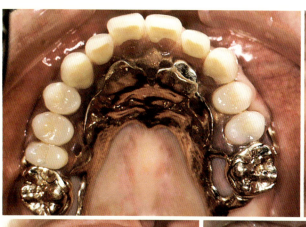
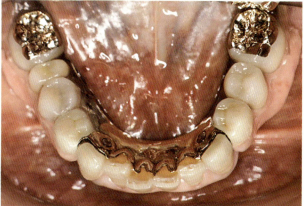
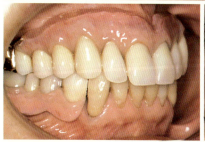
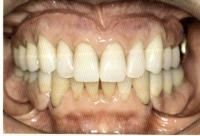
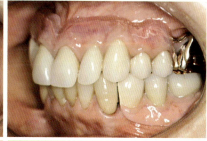
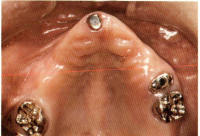
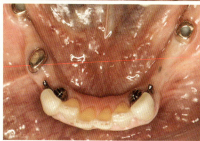

本設計のポイント

【上顎】
- 前方遊離端欠損には、鉤歯への転覆力を避けるために根面板を前方に設置した。

【下顎】
- 両側遊離端欠損には、失活歯の鉤歯への応力集中を避けるためのブレーシング効果も与えたインプラント根面板を設置した。

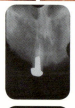
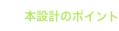
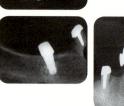
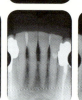
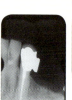

CASE 14

鉤歯への負荷を軽減するためのマウスプレパレーションに熟慮した症例

施術者

髙井 基普

1997年、岡山大学歯学部卒業。1999年より本多正明先生に師事。2002年〜2007年、本多歯科医院（東大阪市）勤務。2011年、東京都渋谷区にて開業。患者が歯を喪失し欠損部補綴が必要になってしまった背景を考察し、術後経過が安定的に推移するよう、また同時に治療再介入の予測と次の一手を常に考えた治療計画を立案するように心がけている。掲載した症例は本多歯科医院勤務時に担当（31歳）。歯科技工物製作は、藤尾 明氏（クラウン）、奥森健史氏（義歯）。

▶ 装着後8年の状態（77歳／急逝）

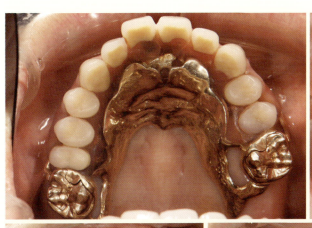
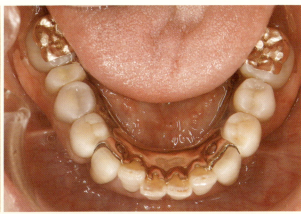

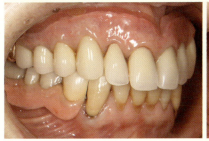
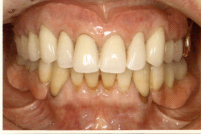
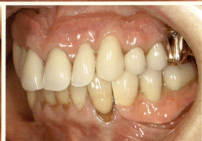

8年経過時の状態

- 根面板の二次う蝕、上顎前歯部の人工歯脱離などが見られたものの、簡易的な治療介入で安定していた。
- 下顎の鉤歯には歯肉退縮が見られたが、インプラントを含めた残存歯には大きな変化もなく推移していた。
- 5̲｜、｜5̲は歯質の劣化が著しく、根面板として使用したが、術後4年で二次う蝕により抜歯となった。義歯のメタルフレームはこの変化を想定して製作していたため、簡単な修理で対応することができた。

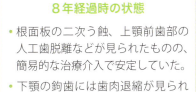
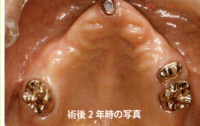
術後2年時の写真
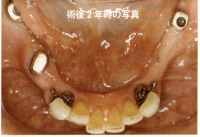
術後2年時の写真

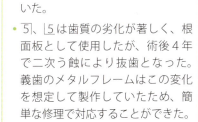
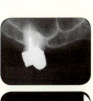
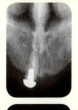
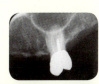
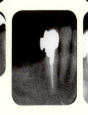

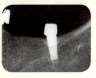

初診時の口腔内状況

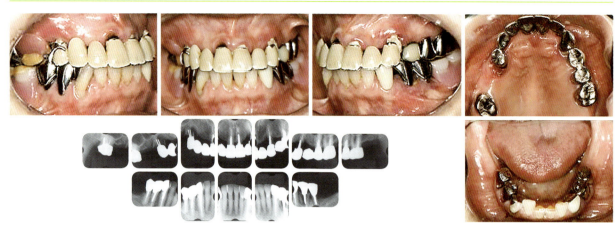

- 65歳女性。上下顎の違和感と咀嚼機能障害を主訴に来院。
- 連結された補綴物下の歯根破折が散見され、ほとんどの失活歯が保存不可能な状態にあった。

本症例の設計

● 補綴設計

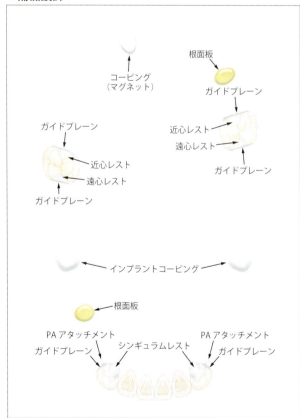

● パーシャルデンチャーの設計

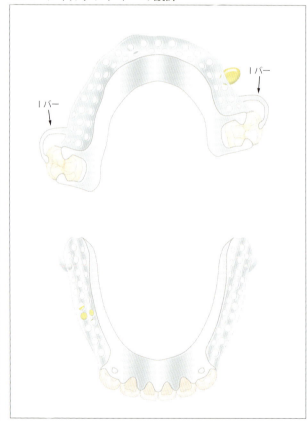

> **設計具現化のためのポイント** 第一大臼歯の対向関係を考慮した人工歯排列と、それに呼応したメタルフレームデザイン

- 上顎の鉤歯には、維持力を期待してマグネットを組み込んだ。
- 下顎の鉤歯には、審美性を重視してKey & Keywayタイプのアタッチメントを設置した。

生涯、天然歯を守るための本症例の戦略

リスク 1　下顎の鈎歯にかかる応力により、補綴物の脱離や破折などが懸念される

【その対策】
▶ インプラント装置に支持・把持を求めるような設計を与え、鈎歯を守る。そのために4mmの高さのインプラント上部構造を製作した。

リスク 2　インプラント補綴にかかる応力により、ディスインテグレーションが懸念される

【その対策】
▶ 鈎歯である犬歯の喪失とインプラント再埋入、そして補綴装置の修正を比較した場合、犬歯の重要性が浮き彫りになったため、あえてそのリスクを受け入れることにした。

リスク 3　インプラント補綴による強固な支持により、人工歯の過剰な摩耗、ひいては咬合高径の低下が懸念される

【その対策】
▶ 上下顎第一大臼歯の対向関係を重視し、小臼歯の人工歯を削合して追加排列。さらに下顎の第一大臼歯にメタルオクルーザルを与え、咬頭嵌合位の安定と構造力学的安定を与えた。

▼

8年経過した今、その戦略は功を奏したか

　術後経過において臼歯部咬合面の摩耗は見られたものの、パーシャルデンチャーそのものや、パーシャルデンチャーを支える根面板、インプラント構造物に大きな変化はなく安定していた。そして、何よりも鈎歯となる残存歯に病的問題は一切見られなかった。

　しかしながら、下顎の鈎歯については歯肉退縮が見られ、頬小帯の付着位置の改善や歯肉移植を施したほうがより安全であったのではと感じている。

若き臨床医に送る本症例からの 教訓

　欠損症例において鈎歯の条件があまり芳しくない場合は、鈎歯へのダメージを最小限にすることが重要になる。本症例では、欠損部位にインプラント構造物を遊離端後方部に付与することにより鈎歯への負荷をかなり軽減できた。

　破折した歯は取り戻せないが、補綴装置やインプラント構造物は再度治療介入（部分修理もしくはインプラントの再埋入など）できることを念頭におきながら補綴設計を立案することも大切だと考えている。

CASE 15　下顎両側遊離端欠損症例

下顎両側遊離端欠損の低位咬合の患者に対して、4本のインプラントを用いISRPDを行った症例

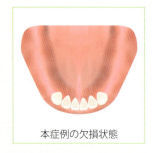

本症例の欠損状態

義歯完成時の状態（55歳）

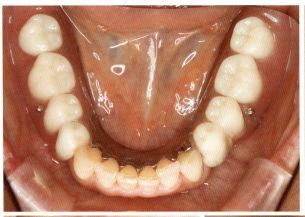
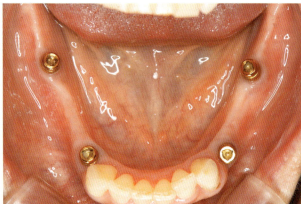
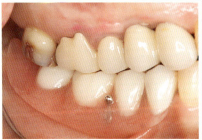
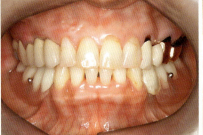
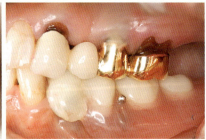
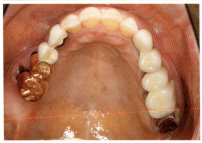
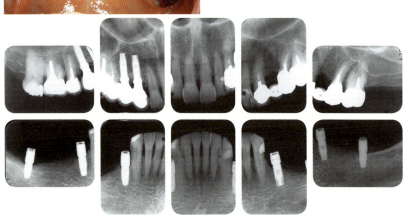

本設計のポイント

- 欠損の拡大を防ぐため、天然歯に咬合負担過重をさせないようにインプラントを用いた治療計画とした。
- 上顎はブリッジからインプラントを用いて単冠処理を行い、咬合平面の是正を行った。
- 咬合低下に伴う咬合再構成であるため、継時的な変化に対応しやすいように、下顎は固定式でなくインプラントオーバーデンチャーを用いた。
- 下顎前歯にはクラスプをかけず、ガイドプレーンのみを形成し、残存歯に義歯の回転力がかからないようにした。
- アタッチメントはロケーターを用い、上部構造製作のスペースが十分取れるようにした。
- ロケーターの配置はフルクラムラインを考え台形配置とし、義歯の挙動の制御を試みた。

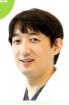

施術者　吉松 繁人

1995年、広島大学歯学部卒業。下川公一先生、船登彰芳先生に師事。患者の経年的な口腔内変化を考え、機能しながらもリペアが行いやすい設計を目指している。欠損補綴を行う際は患者の解剖学的構造を診査し、解剖生理学的に適応する設計を行っている。パーシャルデンチャーの設計に際しては、必ず術者自身でサベイングやワックスアップをチェックし、歯科技工士とともに補綴デザインすることを心がけている。掲載した症例は、卒後10年時に製作（35歳）。新製作義歯の担当歯科技工士は野口未菜絵氏。

CASE 15 下顎両側遊離端欠損の低位咬合の患者に対して、4本のインプラントを用いISRPDを行った症例

▶ 装着後8年の状態（62歳）

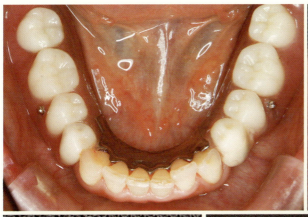
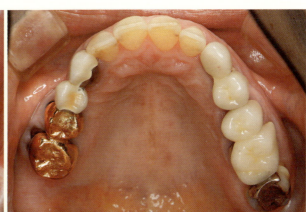
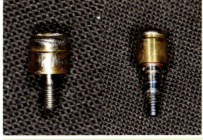
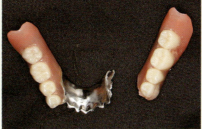
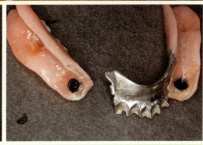

8年経過時の状態

- ロケーターのmaleの摩耗とコバルト床の破折を起こしている。
- ロケーターアタッチメントのインターナルはインプラント本体にねじ込むスクリューが変形し、エクスターナルはアタッチメント上部が摩耗していた。
- メタルフレームは、通常のコバルト床のデザインで行ったところ、脆弱な部分でコバルト床が破損してしまった。
- インプラント間のアンギュレーションが最大40度以内に設定されていたとしても、その応力が補綴部品に継時的な疲労を蓄積し、上部構造破損やロケーターアタッチメントの変形という結果になったと考えられる。
- 下顎骨体も、開閉口を行うだけで第一大臼歯間距離は20μm〜437μmの幅で変化するといわれているだけでなく、顎骨自体も経年的に変化をすることが報告されている。つまり、インプラントオーバーデンチャーの設計でリジッドなアタッチメントを多数用いることは、インプラント間距離が変化することも考えられるので、非常に注意すべきである[1,2]。
- femaleの取り付けに関しても、レジンでの直接法が複雑になるので注意が必要となる。

初診時の口腔内状況

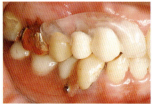
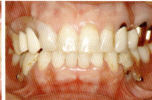
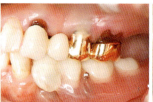
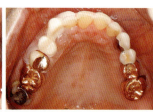
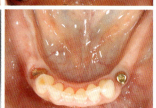
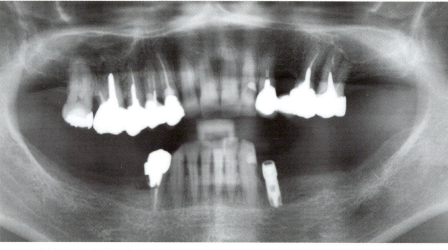

- 52歳女性。下顎右側に歯冠外アタッチメントが装着され、反対側には歯冠アタッチメントの歯が歯根破折し、ロケーターアタッチメントが装着された状態であった。
- 歯周病リスクは少ないものの、う蝕リスクが存在すると考えられた。
- アタッチメントのクラウンが破損し、歯根破折したため義歯の新製を行うことになった。この時のロケーターアタッチメントの着脱方向は、反対側の歯冠外アタッチメントに合わせた。

最初の義歯の設計

● 補綴設計

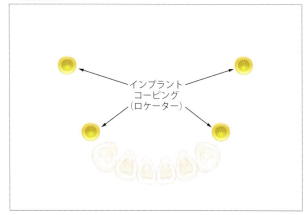

● パーシャルデンチャーの設計

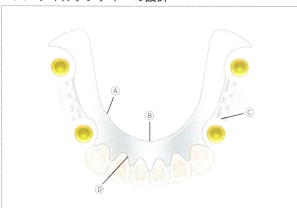

【補綴設計のポイント】
- ロケーターが傾斜20°以内であり許容範囲であったことから、ロケーター支持のみの補綴設計とした。

【パーシャルデンチャーの設計のポイント】
- Ⓐ フィニッシングラインは通常のパーシャルデンチャーと同様に欠損部―連結子間とした。
- Ⓑ 大連結子から欠損部に至るメタルデザインは通常のパーシャルデンチャーの処理と同じにした。
- Ⓒ femaleの交換や取り付けがしやすいように、メタルフレームはアタッチメントの周囲を取り囲むだけにした。
- Ⓓ 歯間部に金属床は沿わせているが、リンガルエプロンのようにはなっていない。

新義歯の設計

●補綴設計

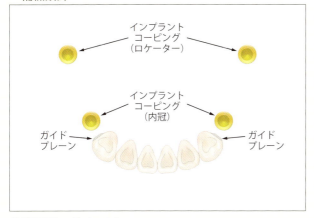

●パーシャルデンチャーの設計

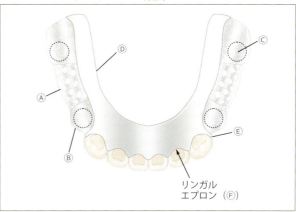

【補綴設計のポイント】

- 7|7 ロケーターの着脱方向に合わせ、4|4 には内冠を製作する。
- 3|3 のガイドプレーンも同様に合わせる。

【パーシャルデンチャーの設計のポイント】

- Ⓐ アタッチメント頂上をつなぐリブ構造を付与する（パーシャルデンチャーにかかる水平遠心回転（yawing）や垂直遠心回転（pitching）などのねじれ回転に対する剛性の確保）。
- Ⓑ アタッチメントを囲む外冠に、レジン築盛しやすいようにビーズ処理をする。
- Ⓒ インプラントロケーターの頂上を補強する。
- Ⓓ 長いフィニッシングラインとし、レジンと金属の接合強度を確保する。
- Ⓔ 3|3 遠心から基底結節ならびに舌側のガイドプレーンをロケーターの着脱方向に合わせる。
- Ⓕ 臼歯部のロケーターのフルクラムラインに対し、回転防止のため舌側をリンガルエプロン様にデザインする。

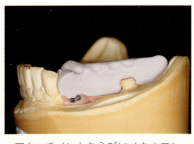

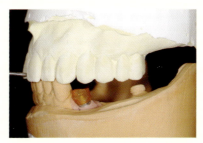

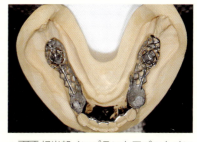

- アタッチメントならびにメタルフレームの製作は、デンチャースペースを記録し、そのスペースの中で、十分強度の取れるレジンの厚みとメタルのデザイン、人工歯の厚みのバランスをとることになる。

- アタッチメントはロケーターと 3| 遠心に設置されたガイドプレーンの平行性に軸面を合わせ、対合歯とのクリアランスを計測し、内冠のデザインを行う。

- 4|4 相当部インプラントアバットメントは、3|3 遠心に設置されたガイドプレーンと平行な軸面を持ち、緩やかなテーパーを付与した内冠にする。さらに外冠を被せた時に対合歯とのクリアランスを確保できるよう注意する。リンガルエプロンは、下顎前歯の二次固定を期待でき、リブ構造はメタルフレームの縦剛性を確保するのに役立つ。

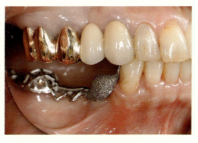

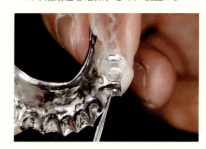

- （左）着脱時に応力のかかる 4| 部は、人工歯を乗せるのではなく、ハイブリッドレジンを盛り上げて上部構造を製作する。そのことで人工歯の脱離、破損を最小限にする。
- （右）アタッチメントはほぼ左右対称にデザインし、ボーンハウジングならびに歯列の中に収まるようにデザインした。前方部インプラントにはロケーター、パトリックスは設置せず、またシビアなコーヌスのような内冠にはしていない。

▶ 装着後10年（新義歯完成時）の状態（65歳）

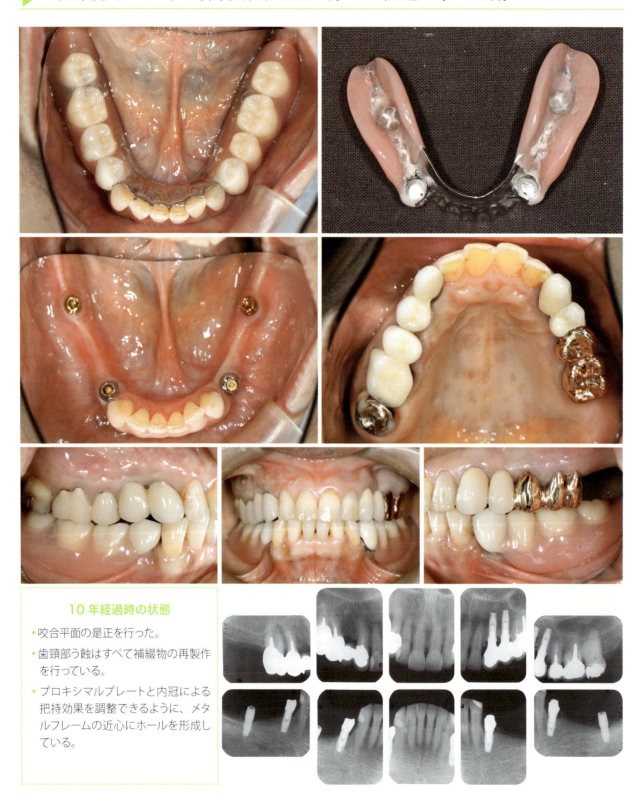

10年経過時の状態

- 咬合平面の是正を行った。
- 歯頸部う蝕はすべて補綴物の再製作を行っている。
- プロキシマルプレートと内冠による把持効果を調整できるように、メタルフレームの近心にホールを形成している。

生涯、天然歯を守るための本症例の戦略

リスク 1　インプラントオーバーデンチャーの複雑化

【その対策】
- インプラントオーバーデンチャーのアタッチメントの配置は、単純にフルクラムラインのみで考えるのでなく、上部構造の剛性と維持力のバランスを考慮しなければならない。フレームワークは、応力の集中するところに厚みを作るだけでなく、デンチャースペースでクリアランスが十分に取れないところはメッシュの上にリブ構造を持たせ、立体的な剛性をもたせている。
- 維持力は後方部インプラントのみにし、前方部インプラントならびに天然歯のガイドプレーンで把持効果をもたせている。支持に関しては、リンガルエプロンならびに前方後方部で行うようにしている。|3遠心のガイドプレーンのところにレジンでプロキシマルプレートの強弱を調整できる加工をしておくことで把持効果の調整ができるので、アタッチメントや補綴物を無理なく長期に使用できるようになると考えられる。

リスク 2　歯頸部う蝕による鉤歯の歯根破折

【その対策】
- 超高齢社会における一番の問題はカリエスマネージメントである。特に女性の場合、更年期障害の1つとして口腔乾燥症があり、歯頸部からのう蝕などにより鉤歯が歯冠破折することが多く認められるからである。
- そのため可能なかぎり歯冠修復を伴う義歯は避けたいところであり、また可能なかぎり補綴物においても露出セメント質を減らす工夫が必要になる。

リスク 3　人工歯の咬耗、摩耗による対向関係の不調和および顎堤吸収

【その対策】
- メインテナンスにおける一番の問題は、生体側の変化に合わせて調整を行うことと、破損個所を修復しやすいデザインにすることである。
- 本症例は、下記写真のように顎堤の幅と付着歯肉の量が変化している。つまり、後日、リベースやリラインなどが行いやすい設計にする必要がある。

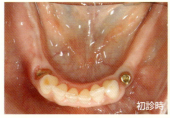初診時
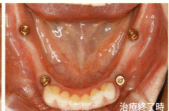治療終了時
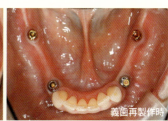義歯再製作時

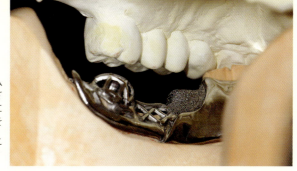

- 舌側面観でわかるように、メタルフレームはレジン内部に収まるようにデザインされ、リベースなどの操作がしやすいように設計されている。また、人工歯の基底部をできるかぎり削らずに設置できるように、十分なレジン床の厚みが取れるようにしている。

10年経過した今、その戦略は功を奏したか

4部のロケーターは2007年6月に既存骨に植立されて機能下にあったが、4が歯根破折のためデンチャーを再製作することになった。当初ロケーター間最大40度までのアンギュレーションの違いは許容できるコンセプトのもとで使用していたが、パトリックスの消耗、アタッチメントの摩耗など、それまで問題にならなかったロケーターアバットメントの疲労が確認された。天然歯には問題は発生しなかったが、インプラント上部構造に大きな問題を抱える結果となった。

現在ではCAD/CAM技術を用いることでアバットメントレベルが異なっていてもロケーターの角度が調整できる時代になっているが、可能であればコンピュータシミュレーションを行い、ガイドサージェリーを使用してインプラントレベルを揃えておくことが重要である。しかし、本症例のように追加でインプラント埋入が必要な場合は、撤去してあらたに埋入するか、今回のように直接的に維持に関与しない状態で利用するしかなくなってしまう。

インプラントオーバーデンチャーへの移行の可能性のある患者に対しては、インプラント治療に際し、将来の設計に対するコンセンサスを患者自身から得る必要がある。

若き臨床医に送る本症例からの 教訓

インプラントオーバーデンチャーは、2002年Mcgillコンセンサスレポートで2本のインプラントによるオーバーデンチャーの有効性が提唱された後、ロケーターアタッチメントの簡便性と患者の満足度を獲得しやすいことから、インプラント上部構造選択肢の1つとして普及した。しかしながらロケーター自体の販売は2000年代初頭であることから、このコンセンサスレポートの当時はバーアタッチメントが主流であり、ロケーターアタッチメントの有効性を唱えたとは考えにくい。

近年、インプラントオーバーデンチャーの研究は進み、ロケーターの使用法やコンプリケーションに関する論文も散見するようになってきた[3〜5]。若い先生方もエビデンスに基づく臨床を行うことであろうが、論文は1つの物事に対し、肯定意見と反対意見の各々の論文趣旨を理解し、自分の患者に用いる術式を選んでいただきたい。超高齢社会における欠損補綴では、トラブルを起こし難い、あるいは修理しやすいことがもっとも重要になる。「簡便である」ということで治療法を選択するのではなく、患者が介護になった時のメインテナンスも含めて検討する必要がある。

EBMでの臨床に偏らず、臨床の現場で培われてきたExperience Based Medicineも考慮し、クリティカルな目を持って患者の生体の変化に合わせた補綴物製作を行って欲しい。

▶本症例の参考文献は131ページを参照

参考文献

- 寺西邦彦, 狩野敦志, 川島哲.【Part2.クラスプ・アタッチメント編】＜Case Presentation＞Case1. 3|3 にKratochvil TypeのI-bar・コンビネーションクラスプを応用したパーシャルデンチャーの製作. In：奥野善彦, 江上勝二（編）. 歯科技工別冊. パーシャルデンチャーをいかに作るか. その構成と立体化. 東京：医歯薬出版, 1987:174-181.
- 川島哲. 1週間でマスターするキャストパーシャル（上）. 東京：医歯薬出版, 1990.
- 寺西邦彦, 狩野敦志. ワンポイント・テクノロジー. パーシャル・デンチャーのリマウント・テクニックの実際. QDT 1991;16(9):36-42.
- 寺西邦彦, 狩野敦志, 雨宮ひろみ. Co-Dental StaffとのCommunicationによって成り立つ補綴処置の実際. 重度の歯周疾患を伴う症例に上顎はボーン・アンカード・ブリッジ、下顎はリムーバブル・パーシャルデンチャーで対応したケース. 歯科技工 1992;20(3):239-262.
- 寺西邦彦. パーシャルデンチャー私の臨床「マウスプレパレーション」. デンタルダイヤモンド増刊号 1999;24(14):29-34.
- 五十嵐順正, 榎本紘昭, 筒井昌秀, 寺西邦彦, 川島哲. 座談会 インプラント時代のパーシャル・デンチャーを考える. その1. the Quintessence 2000;19(8):84.
- 五十嵐順正, 榎本紘昭, 筒井昌秀, 寺西邦彦, 川島哲. 座談会 インプラント時代のパーシャル・デンチャーを考える. QDT 2000;25(9):40.
- 五十嵐順正, 榎本紘昭, 筒井昌秀, 寺西邦彦, 川島哲. 座談会 インプラント時代のパーシャル・デンチャーを考える. その2. the Quintessence 2000;19(9):80.
- 川島哲. バイオ・キャストパーシャル. 東京：医歯薬出版, 2000.
- 寺西邦彦. パーシャルデンチャーからみたインプラント補綴. 歯界展望 2001;98(3):502-514.
- 飯沼学. 多数歯欠損症例における診査・診断とその臨床. パーシャルデンチャーを有効に用いるための臨床的考察. 第1回. QDT 2004;29(8):85-97.
- 飯沼学. 多数歯欠損症例における診査・診断とその臨床. パーシャルデンチャーを有効に用いるための臨床的考察. 第2回. QDT 2004;29(9):37-50.
- 飯沼学. 多数歯欠損症例における診査・診断とその臨床. パーシャルデンチャーを有効に用いるための臨床的考察. 第3回. QDT 2004;29(10):73-87.
- 飯沼学. オーバーデンチャーとパーシャルデンチャーを用いた機能と審美性の回復. In: 別冊the Quintessence. 21世紀の歯科臨床を読む. 若手臨床家ケースプレゼンテーション30. 東京：クインテッセンス出版, 2006:42-49.

【CASE 08】
臼歯部咬合支持欠損による2歯冠補綴装置破損に起因する審美障害に対して、パーシャルデンチャーおよびインプラントを用いて審美性の改善を行った症例（米澤 大地）

1. Maeda Y, Wood WW. Finite element method simulation of bone resorption beneath a complete denture. J Dent Res 1989;68(9):1370-1373.
2. Brudvik JS, Palacios R. Lingual retention and the elimination of the visible clasp arm. J Esthet Restor Dent 2007;19(5):247-254.

【CASE 15】
下顎両側遊離端欠損の低位咬合の患者に対して、4本のインプラントを用いISRPDを行なった症例（吉松 繁人）

1. Chen DC, Lai YL, Chi LY, Lee SY. Contributing factors of mandibular deformation during mouth opening. J Dent 2000;28(8):583-588.
2. Oesterle LJ, Cronin RJ Jr. Adult growth, aging, and the single-tooth implant. Int J Oral Maxillofac Implants 2000;15(2):252-260.
3. Goodacre CJ, Bernal G, Rungcharassaeng K, Kan JY. Clinical complications with implants and implant prostheses. J Prosthet Dent 2003;90(2):121-132.
4. Geckili O, Mumcu E, Bilhan H. The effect of maximum bite force, implant number, and attachment type on marginal bone loss around implants supporting mandibular overdentures: a retrospective study. Clin Implant Dent Relat Res 2012;14 Suppl 1:e91-97.
5. Jensen C, Speksnijder CM, Raghoebar GM, Kerdijk W, Meijer HJA, Cune MS. Implant-supported mandibular removable partial dentures: Functional, clinical and radiographical parameters in relation to implant position. Clin Implant Dent Relat Res 2017;19(3):432-439.

**10年以上天然歯を守ったパーシャルデンチャーはここが違う
その具備条件と天然歯保護の治療戦略**

2018年11月25日　第1版第1刷発行
2021年 1月20日　第1版第3刷発行

監修	寺西 邦彦／飯沼 学
著	甲斐 久順／甲斐 康晴／倉嶋 敏明／新藤 有道／髙井 基普 中丸 潤／藤田 大樹／船登 彰芳／吉田 拓志／吉松 繁人 米澤 大地
発行人	畑 めぐみ
装丁・デザイン	ヒシキ カヨ
発行所	インターアクション株式会社 東京都武蔵野市境南町 2-13-1-202 電話　　070-6563-4151 FAX　　042-290-2927 web　　http://interaction.jp
印刷・製本	横山印刷株式会社

Ⓒ 2018　インターアクション株式会社　　　　禁無断転載・複写
Printed in Japan　　　　　　　　　　　　　落丁本・乱調本はお取り替えします
ISBN 978-4-909066-11-4 C3047
定価は表紙に表示しています